不可忽视的细节

TIJIAN ZHIBIAO

体检指标

李 栋 编写

吉林出版集团股份有限公司

图书在版编目（CIP）数据

不可忽视的细节：体检指标 / 李栋编写. -- 长春：吉林出版集团股份有限公司，2013.1

（校园必读丛书 / 李春昌主编）

ISBN 978-7-5534-1404-1

Ⅰ. ①不… Ⅱ. ①李… Ⅲ. ①体格检查－青年读物②体格检查－少年读物 Ⅳ. ①R194.3-49

中国版本图书馆CIP数据核字(2012)第316599号

不可忽视的细节：体检指标

编　　写　李　栋
策　　划　刘　野
责任编辑　李婷婷
封面设计　贝　尔
开　　本　680mm × 940mm　1/16
字　　数　113千字
印　　张　8
版　　次　2013年 7月 第1版
印　　次　2018年 5月 第4次印刷

出　　版　吉林出版集团股份有限公司
发　　行　吉林出版集团股份有限公司
地　　址　长春市人民大街4646号
　　　　　邮编：130021
电　　话　总编办：0431-88029858
　　　　　发行科：0431-88029836
邮　　箱　SXWH001100@163.com
印　　刷　黄冈市新华印刷股份有限公司

书　　号　978-7-5534-1404-1
定　　价　22.80元

目录

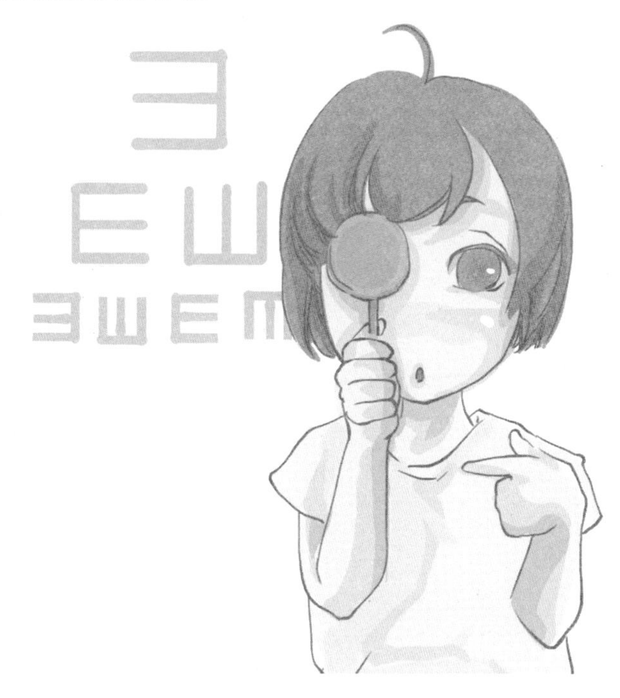

健康指标从这里说起

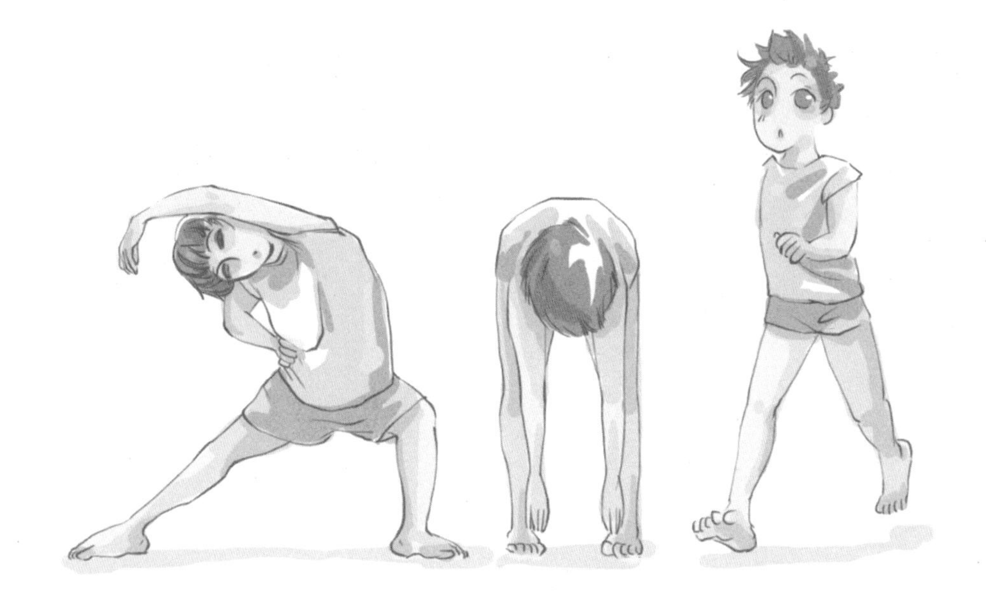

什么是健康

如果问大家，什么是健康？大家可能会简单地回答：“没有病就是健康。”这种看法显然是落后于时代了。世界卫生组织（WHO）向全世界提出了新的健康观，“健康不仅是躯体没有疾病，而且还要具备心理健康、社会适应良好和有道德”。我们今天提出健康的内容应该包括：躯体健康、心理健康、社会适应健康、智力健康、道德健康。

健康是人的基本权利，也是人最宝贵的财富之一。健康是生命存在的最佳状态，更是我们追求的生活目标。让我们共同向着这个方向不懈地努力吧!

健康的获取

大家都知道健康十分重要，可是怎样才能获得一个健康的体魄呢？有人说：“医生是健康的保护神。只要相信医生，有病找医生，就会保证健康”。这种观点过于被动，应该把自己从“被保健”提升到“自我保健”的主动地位。健康的第一感受不是医生，而是自己。健康的获取关键在于自己，在日常生活中要树立科学的健康意识与理念，养成良好的生活行为与习惯，关注身体锻炼，讲究卫生，生活有规律，心胸豁达，劳逸适度。

不可忽视的获取健康的另一条重要途径，即“自我保健”。要学会一些自我保健的知识与技能，当“亚健康”状态稍有显现时，我们就可以及时发现，这比什么都重要。及时发现问题，才能较好地解决问题。

医生最提倡的是“早期发现，早期治疗”。早期发现，光靠医生显然是不够的，那要靠谁？——靠自己！

自我健康检查

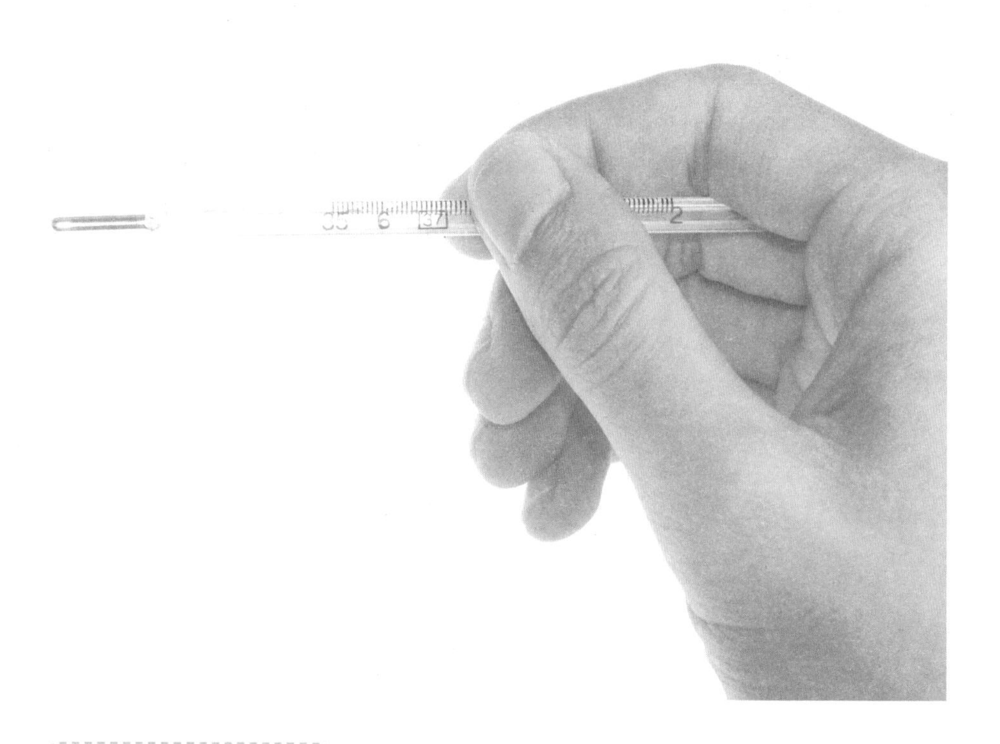

生命体征的自测

维持人体生命最主要的四项指标，统称为“生命体征”。在抢救或治疗疾病时，医生首先要检查生命体征。我们对自己身体状态认定时，首先要对生命体征进行自测。

1.体温

（1）体温测量

在我国体温按摄氏法测量与记录，测量体温的方法有三种：

①口测法。将消毒后的体温计放在患者舌下，让患者紧闭口唇，不用口呼吸，5min后取出体温计，并读数。体温正常值为36.3℃～37.2℃。此法测量结果较为准确，但不适用于婴幼儿和神志不清的患者。

②肛测法。测温时一般让患者取侧卧位，将肛门体温计头端涂上润滑油后，缓慢插入肛门内达体温计长度的一半为止，5min后取出体温计，并读数。体温正常值为36.5℃～37.7℃。此法测量结果一般较口测法读数高0.3℃～0.5℃，测得值比较稳定，主要适用于婴幼儿和神志不清的患者。

③腋测法。先将测温侧腋窝擦干，然后将体温计头端放在患者的腋窝深处，并嘱患者用上臂将体温计夹紧，10min后取出体温计，并读数。体温正常值为36℃～37℃。此法测量简便、安全、不易发生交叉感染，为目前最常用的体温测定方法。

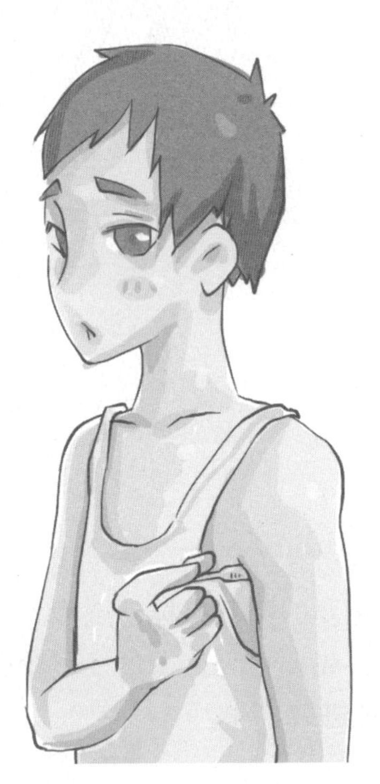

2.体温正常范围

①在正常情况下，人体体温有一定波动，早晨体温略低，下午略高，在24h内波动幅度一般不超过1℃。运动或吃饭后体温略高，老年人体温略低，月经期前或妊娠期妇女体温略高。

②人在患病情况下，常见体温升高，称为“发热”，多见于感染、创伤、恶性肿瘤、脑血管意外等。体温低于正常，称为“体温过

低”，见于休克、严重营养不良、甲状腺功能低下等。

2.体温测量误差的常见原因

①测量前没有将体温计的汞柱甩到36℃以下，造成测量结果偏高。

②腋温法测量遇到患者明显消瘦、病情危重或神志不清时，放在腋窝内的体温计不能夹紧，导致测量温度偏低。

③检测体温局部存在冷、热物品刺激，可直接影响测量结果。

呼吸

健康人在静息状态下，呼吸运动稳定而有节律。正常男性和儿童的呼吸以膈肌运动为主，胸廓下部和上腹部的动度较大，形成腹式呼吸；女性的呼吸以肋间肌的运动为主，形成胸式呼吸。正常人每分钟呼吸16～18次，呼吸与脉搏之比为1∶4。

人的呼吸系统

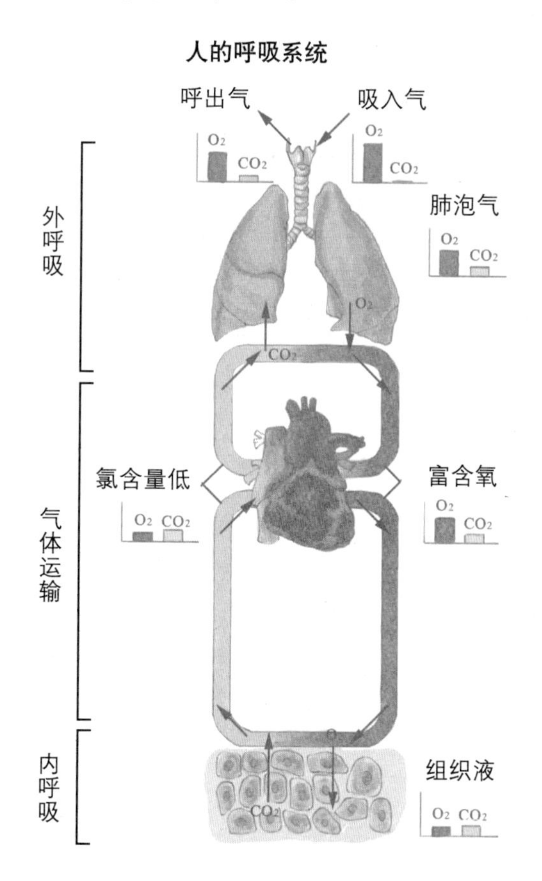

观测呼吸时应尽量减少被检者受到心理情绪的影响，如紧张所致的呼吸加快等。仔细观察内容包括：

1.呼吸的频率

①呼吸过速是指呼吸频率每分钟超过20次，见于精神紧张、发热（一般体温每升高1℃，每分钟呼吸增加4次）、疼痛、甲状腺功能亢进、心力衰竭等。

②呼吸过缓是指呼吸频率每分钟低于12次，见于麻醉剂或镇静剂过量、颅内压增高等。

2.呼吸的深浅

呼吸浅快，见于呼吸肌麻痹、严重腹胀、肥胖及某些肺部疾病（如肺炎、胸膜炎、胸腔积液等）；呼吸深快，见于剧烈运动、情绪激动、过于紧张等。

3.呼吸的节律

正常人在静息状态下，呼吸的节律基本是均匀且整齐的。当患有某些疾病之后，人的呼吸会出现节律变化。

①潮式呼吸。呼吸由浅慢逐渐变为深快，然后再由深快转为浅慢，继而呼吸停止一会，再出现上述变化，这种节律变化称为“潮式呼吸”，见于中枢神经系统疾病，如脑炎、脑膜炎等。

②叹气样呼吸。人在精神紧张或抑郁时，常在一段正常呼吸节律中插入一次深大呼吸，并多伴有叹息声，这种节律变化称为“叹气样呼吸”。

脉搏

检测脉搏必须学会正确地摸脉搏。桡动脉的位置较为表浅，贴近骨骼，触摸时最常用。触摸时手掌向上，在腕横纹上2指桡侧（外侧）用2、3、4手指同时轻度下压，即可触及桡动脉搏动。这种触摸脉搏要比中医简单很多，中医的诊脉部位要分寸、关、尺，内容需诊出浮、沉、迟、数等若干脉象，而我们只要求鉴别脉率、节律、强弱即可。

1.脉率

正常人在安静、清醒的状态下脉率为每分钟60～100次，妇女和儿童稍快。在检查脉率时，应该同时观察脉率与心率（用听诊器听心脏每分钟跳动的次数）是否一致，某些心脏病可能出现脉率少于心率。

2.脉律

正常人脉律规整，各种心律失常疾病都可以影响脉律。

3.脉搏紧张度

脉搏紧张度与血压（主要为收缩压）高低有关。检查时可将两个手指放在脉搏上，近心端手指用力按压阻断血流，使远心端手指触不到脉搏。通过施加压力的大小和感觉的血管壁弹性状态，来判断脉搏紧张度。

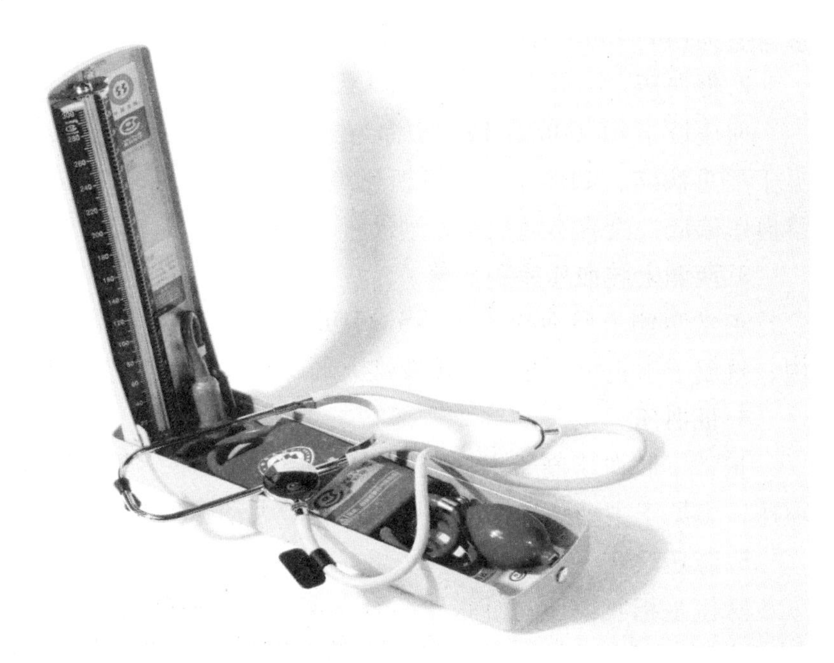

血压

较为方便、简捷的自我测量血压的方法是采用电子血压计。使用电子血压计测量血压，要注意避免一次连续多次测量，以免测量数据不准。在测量血压之前，被测者要充分休息至少5min，确保环境安静，并在测量血压前半个小时内禁烟和咖啡。一般采取仰卧或坐位测量血压，被检查者上肢裸露、伸直并轻度外展，肘部位置应与心脏同一水平，将气袖均匀紧贴皮肤缠于上臂，使气袖下缘位于肘窝上2～3cm处。被测者先在肘窝上部偏内侧触及肱动脉搏动后，将听诊器体件放在动脉上准备听诊，然后，向袖带内充气，边充气边听诊，待肱动脉搏动声消失，再升高20～30mmHg后，缓慢放气，双眼平视汞柱。首先听到的响亮拍击声代表收缩压，随后听到声音逐渐减弱，直至消失，消失前的血压值为舒张压。

如果使用血压计，自“向袖带内充气”以后的操作过程全被血压计代替，只待血压计显示读数即可。测得血压变化和意义如下：

1.高血压

至少3次非同日测得的血压值达到或超过正常血压值的高值（正常参考值为140/90mmHg），才能判定为高血压。

2.低血压

血压低于90/60mmHg时，称为“低血压”。持续的低血压状态多见于严重病症，如休克、心肌梗死等。低血压也有体质原因，如果一贯血压偏低，没有不适症状，则没有多大影响。

3.两侧上肢血压差别显著

正常两侧上肢血压差别为5～10mmHg，如果测得值超过这个范围，就属于不正常，多见于多发性大动脉炎或先天性动脉畸形等。

4.低血压

正常下肢血压高于上肢血压达20～40mmHg。下肢血压低于上肢血压，多见于主动脉缩窄或胸腹主动脉型大动脉炎等。

5.脉压改变

脉压是指收缩压与舒张压两者之差，正常血压为140/90mmHg，脉压为50mmHg。脉压明显增大可见于甲状腺功能亢进、主动脉瓣关闭不全、动脉硬化等；脉压减小可见于主动脉瓣狭窄、休克早期、心包积液、严重心力衰竭等。

生长发育状态的自我检查

1.体重

（1）简易体重计算法

最简单推算标准体重的方法是：

成年男性标准体重（kg）＝身高（cm）－105

例如，一个成年男性的身高为170cm，减掉105，剩余65kg，这就是这个人的标准体重。

成年女性标准体重（kg）＝身高（cm）－100

人体实际体重超过标准体重10%称为“超重”，超过标准体重20%称为“肥胖”，实际体重低于标准体重10%称为“低体重”，实际体重低于标准体重20%称为“中度营养不良”。

（2）体重指数计算法

体重指数＝体重（kg）／身高^2（m^2）

世界卫生组织将体重指数正常值定为25，28以上为肥胖。为了测得的体重比较准确，最好在早晨排尿后、进食前测量。

2.身高

测量身高最好用身高测量计。如果没有身高测量计，被测者可脱掉鞋袜，靠墙直立，背部贴墙，然后将直尺放在头顶并在墙上做标记，最后测量此标记距地的垂直距离，这就是被测者的身高。

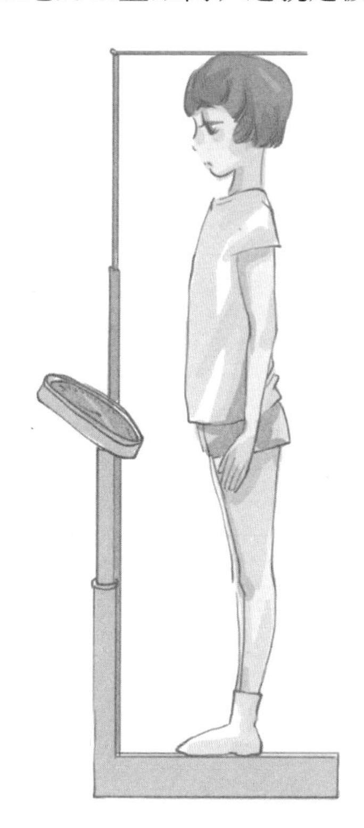

青少年在青春期身高增长得非常快，男孩子平均每年可增高7～9cm，女孩子平均每年可增高5～7cm。通常情况下，男生在23～26岁身高增长停止，女生在19～23岁身高增长停止。

身高究竟长到多高才算达到标准呢？身高的增长受到多个因素的影响，这些因素包括遗传、营养、环境、种族、习惯等。通过大量的统计资料，我们可以得出一个相对趋向性的数字，提供给大家参考。

青少年平均身高参照值

年龄段	男生平均身高(cm)	女生平均身高(cm)
10岁	140	135
12岁	150	145
14岁	165	155
16岁	170	160
18岁	173	162
20岁	175	165
22岁	177	166

3.智商

智商，简称为IQ，可以通俗地理解为智力。智商的发育是衡量人体整体发育状况不可缺少的重要指标之一。可以通过智力测验来判定智力年龄。

智商＝（智力年龄／生理年龄）×100%

根据智商分数，判定智力水平：

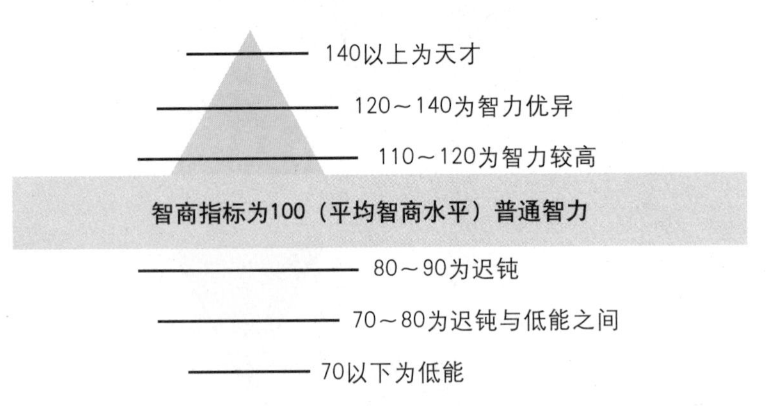

4.性

（1）简易体重计算法

生殖系统在青春期前发育缓慢，进入青春期后迅速发育。对青春期年龄段的划分为：女生12～18岁，男生13～20岁。

（2）女生性发育指标

女性在10～12岁前后骨盆开始增宽，臀部丰满，外生殖器增大，乳头发育，乳房增大，出现腋毛和阴毛；13～15岁出现月经初潮，表明卵巢开始排卵，具有生殖能力，开始出现痤疮。

（3）男生性发育指标

男性在10～11岁前后阴茎开始增大，包皮可以上翻；15～16岁前后，出现第一次遗精，出现阴毛和腋毛，声音变粗，开始长胡须和喉结，开始出现痤疮。

身体健康测量指标

体表测量指标

1.视力的测量

(1) 远方视力的测量

使用专门用于测量视力的视力表，被测者在悬挂视力表的5m之外，直立，保持视力表与视线在同一水平，遮盖一眼，测另一眼视力，从上向下逐一辨认，直至辨认不清视标之上的视标为测得的视力。如果在5m外不能辨认视力表中0.1的视标，可逐步向视力表走近4m、3m、2m和1m，直到能识别0.1视标为止。

实际视力计算公式：

$V=d/D$

上述公式中，V为实际视力，d为看清0.1视标的距离，D为标准距离5m。

例如：在2米处看清0.1视标，其实际视力为V＝2/5×0.1＝0.04。

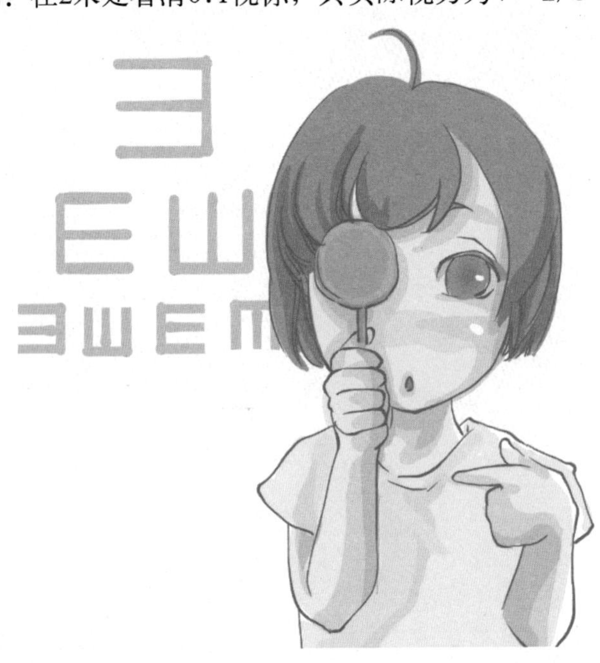

（2）近视力的测量

近视力是指30cm距离的视力，即阅读视力。

①近视力表可分为Jager和标准视力表两种，检查距离为30cm。

②Jager近视力表分为7个等级，从最小视标J1到最大视标J7。

2.听力的测量

（1）简易比较测量

测量听力包括测量骨导听力和气导听力两部分。青少年比较多见的为气导听力障碍，一般以测量气导听力为主。标准的听力测量应采用“音叉试验”，一般情况下自家或个人难以配备音叉，我们提倡用简易的测量工具——手表来代替。测量时，测量者最好站在被测量者背后。测量者先将手表放在自己耳边能听清手表声音的一定距离，并认定距离后，再将手表从背后放到被测量者耳边相等距离，问其能否听到。如果被测者听不到，测量者可缓慢逐渐将手表移近，直至听到。将这个距离与测量者比较，可以粗略判定被测量者的听力如何。

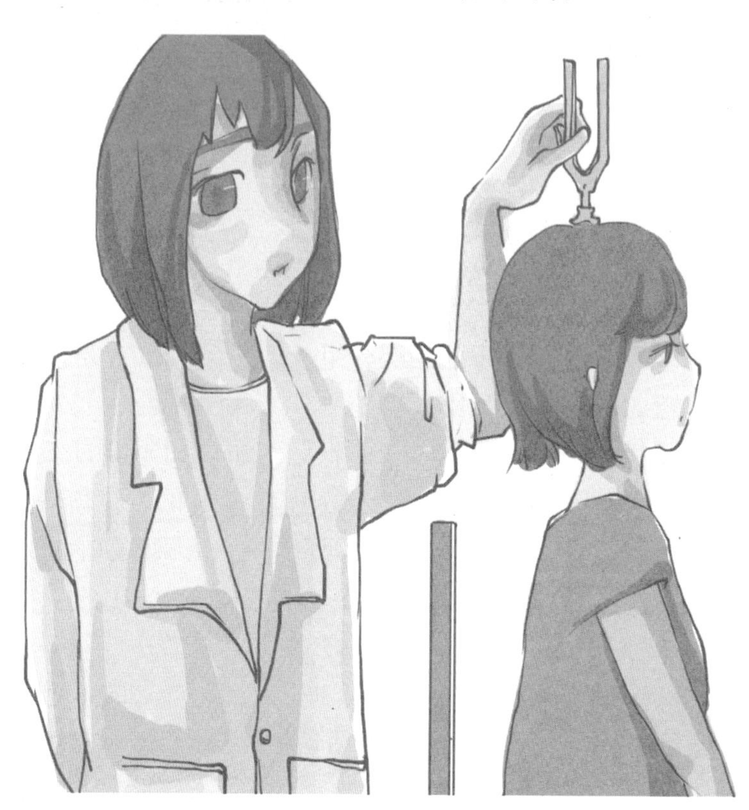

（2）纯音听力计测量

纯音听力计是利用电声学原理设计的，能发出各种不同频率的纯音，频率范围为125～8000Hz，强度可以调节，可将测试结果直接记录。这种测量方法目前已经在临床普遍使用。

3.口腔和咬合功能检查

（1）牙齿

成人的牙齿和牙的纵切面

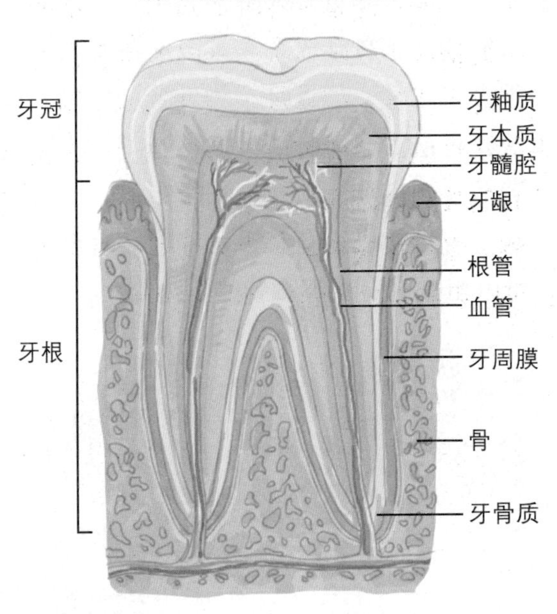

牙齿由牙冠、牙根和牙颈三部分组成，由牙釉质（为人体中最坚硬的组织）覆盖，大部分暴露于口腔中。暴露于口腔的部分称为“牙冠”，埋于牙槽窝内的部分称为“牙根”，牙冠和牙根的交界处称为“牙颈部”。牙龈是包围和覆盖在牙颈部和牙槽骨的口腔黏膜，呈粉红色，坚韧，有弹性。牙龈与牙面之间的环状狭小空隙称为“牙龈沟”，正常牙龈沟深度为1.5～2mm。

触动牙齿判定有无松动。牙齿松动分3度：

① Ⅰ度松动是指牙齿向颊舌侧方活动幅度在1mm之内。

② Ⅱ度松动是指牙齿向颊舌侧方活动幅度在1～2mm，伴有近远中方向活动。

③Ⅲ度松动是指牙齿向颊舌侧方活动幅度在2mm以上，伴有近远中及垂直向多方活动。

（2）口腔黏膜

按照所在部位和功能差异可分为3种类型：

①咀嚼黏膜包括硬腭和牙龈黏膜，承受压力和摩擦，与深部组织附着牢固，不能移动。

②被覆黏膜表层平滑无角化，富有弹性，有一定的活动度，可承受压力。

③特殊黏膜指舌背黏膜，具有一定的延伸度，表面有许多乳头，黏膜上皮内有味蕾，管理味觉。

（3）咬合功能

①牙齿咬合关系。检查前必须让被检查者坐位，进行咬合运动。先看有无早接触存在，再用两指的指腹轻按上颌牙的唇（颊）面近颈部，在做咬合动作时手指感到较大震动或动度的牙多为早接触。

②上下牙弓关系。观察下颌位置是否在正中位，上、下颌牙齿是否达到最广泛且密切的接触，上、下前牙的中线是否一致，牙列是否正常，有无拥挤或牙错位、扭转等。

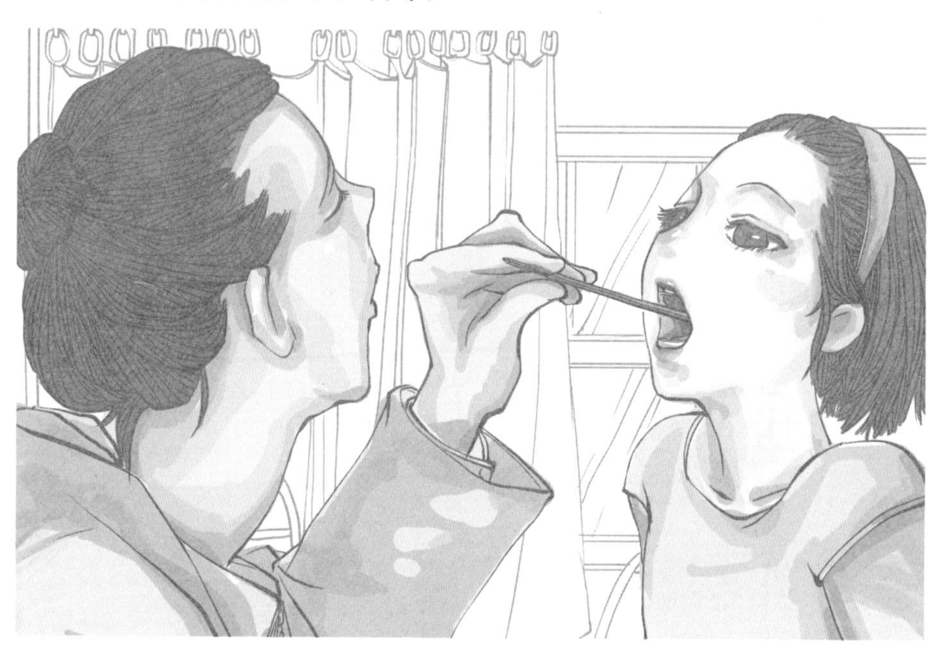

检查张口度情况，以确定有无张口受限。张口受限分3度：轻度张口受限，上下切牙切缘间距仅可置入两横指，为2～2.5cm；中度张口受限，上下切牙切缘间距仅可置入一横指，为1～2cm；重度张口受限，完全不能张口，也称“牙关紧闭”。

4.上肢测量

从肩峰到桡骨茎突的长度为上肢的长度，从桡骨茎突到指尖的长度为手的长度。我们在测量上肢长度的同时，可以判定上肢的外形是否正常。当正常地被测量者的前臂充分旋后时，上臂与前臂之间有一个10度至15度的外翻角，称为“提携角”。如果提携角大于15度，称为“肘外翻”；如果提携角小于10度，称为“肘内翻”。

正常肘关节完全伸直时，肱骨内、外上髁和尺骨鹰嘴突在一条直线上；肘关节完全屈曲时，这3个骨突构成一个等腰三角形，称为“肘后三角”。当肘关节脱位时，以上3点关系发生改变。前臂具有旋转功能，检查前臂旋转功能时，让受检查者上臂下垂，屈肘90度，两手各握一支筷子。筷子垂直时为中立位，桡侧向外后方旋转为旋后，向内后方旋转为旋前。正常活动范围为旋前80度和旋后100度。

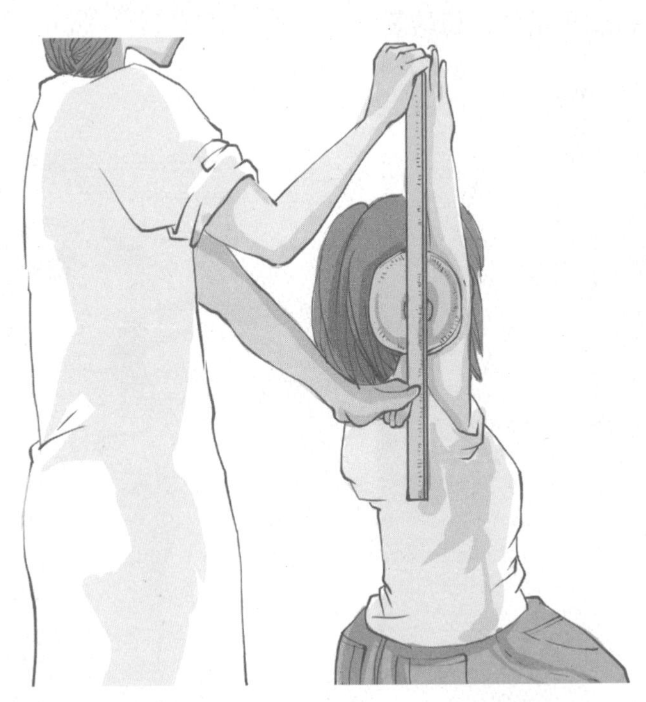

5.躯干测量

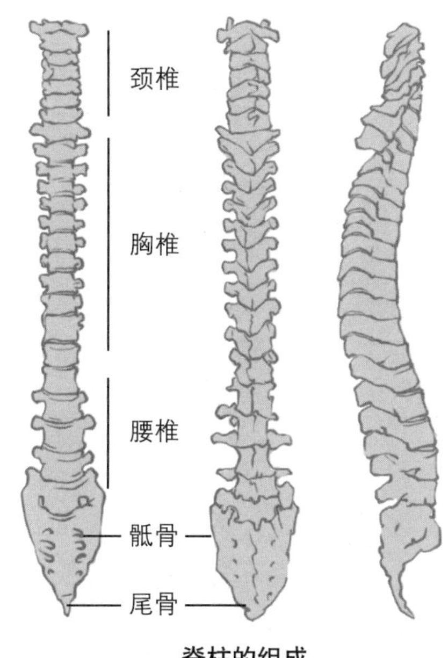

脊柱的组成

从肩峰到桡骨茎突的长度为上肢的长度，从桡骨茎突到指尖的长度为手的长度。

躯干包括胸部、背部、腹部和腰部，进行测量与观察时，主要检查脊柱、胸廓和腹部外形。

（1）脊柱

脊柱是支撑人体的脊梁，自上而下包括颈椎7块、胸椎12块、腰椎5块、1块骶骨（由5块骶椎合成）和1块尾脊骨（由4块尾椎合成），共26块。整个脊柱从正面看呈一条直线，从侧面看有4个生理弯曲，分别为颈曲凸向前、胸曲凸向后、腰曲凸向前、骶曲凸向后。青少年阶段长期坐姿不正，可形成脊柱侧弯，伴随年龄增长，会逐渐形成老年驼背。如果青少年出现驼背，多数为疾病表现，要及时就医。正常脊柱可做前屈、后伸、左右侧屈、左右侧旋等6个方向的运动及环转运动。如果发现运动受限，例如不能弯腰拾起地上的物品，应警惕腰椎结核病的发生。

（2）胸廓

人的胸廓从结构来看，就像一个缺少底的笼子，由12个胸椎、12对肋骨、1个胸骨连接构成，起到保护胸腔器官、参与呼吸运动的作用。正常胸廓近似圆锥形，上窄下宽，横径大于前后径。儿童患佝偻病时由于缺钙，骨组织疏松，容易变形，胸骨向前突出，形成所谓的“鸡胸”。老年人的胸廓常前后径增大，与横径相等，外观呈圆桶状，称为“桶状胸”，这是肺气肿的特异性体征。

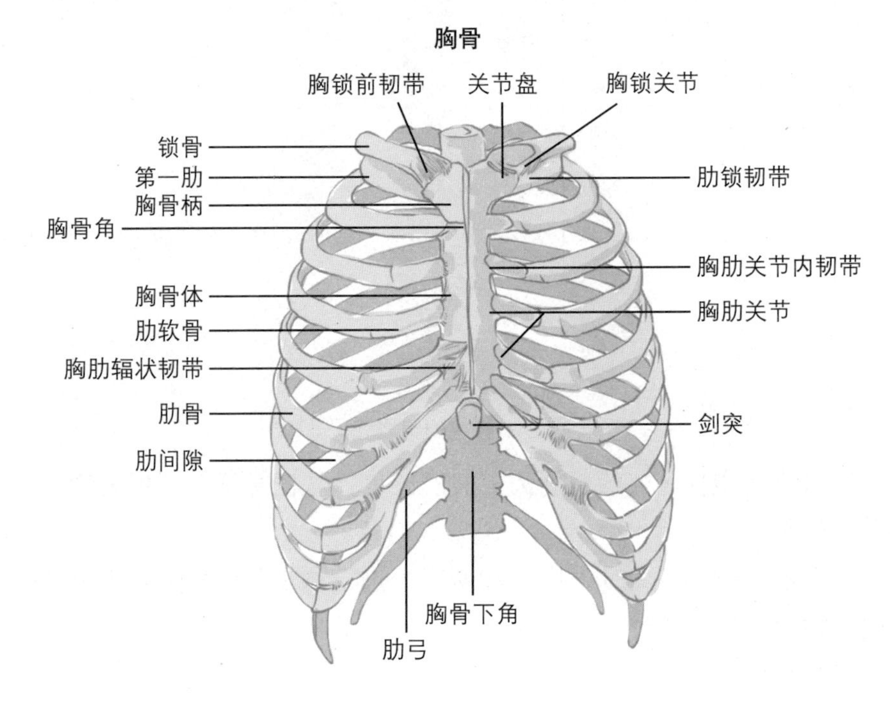

（3）腹部

构成腹部的后壁为脊柱和腰背肌，前壁为3层偏肌（腹内肌、外斜肌和腹横肌）和中间的1对腹直肌。整个腹部外形颇似一个皮口袋，仰卧位时平坦，站立时微微向前凸。腹部外凸、下垂、向两侧扩大，称为“蛙腹”，说明有腹水或长期腹胀。

6.下肢测量

从髂前上棘到内踝的长度为下肢的长度，从内踝到足底的长度为足的长度。我们在测量下肢长度的同时，可以判定下肢的外形是否正常。如果测量一侧的膝关节突向测量线的外侧，说明被测量一侧的下肢向外弯曲，单侧下肢膝关节向外突出，形成“D型”；双侧下肢膝关节向外突出，形成“O型”。同理，如果测量一侧的膝关节突向测量线的内侧，说明被测量一侧的下肢向内弯曲，单侧下肢膝关节向内突出，形成“K型”；双侧下肢膝关节向内突出，形成“X型”。

下肢

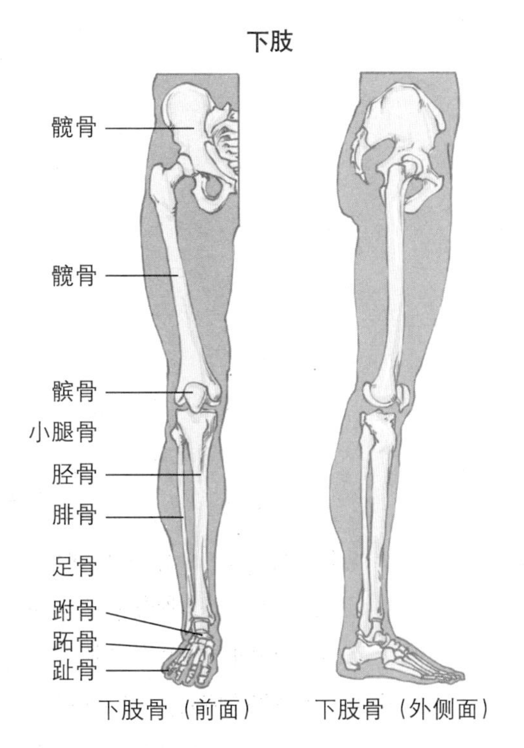

下肢骨（前面）　下肢骨（外侧面）

7.手与腕、足与踝的测量

（1）手与腕的测量

手经腕关节与前臂相连。腕关节中立位是第三掌骨与前臂纵轴呈直线，正常腕关节活动范围为背伸70度、掌屈80度、桡偏25度、尺偏35度。

手指中立位是各关节完全伸直，正常手指关节活动范围为掌指关节屈90度、伸0度；近侧指间关节屈120度、伸0度；远侧指间关节屈60～80度、伸0度。拇指向手掌垂直方向合拢为内收，反向为外展。拇指指腹与其他手指指腹的对合称为“对掌”。

（2）足与踝的测量

足先天性或后天性畸形很多，常见的有马蹄内翻足、高弓足、拇外翻等。在青少年中，较为常见的是平底足，也称为“扁平足”。踝关节中立位是小腿与足外缘垂直，正常活动范围为背屈25度、蹠屈45度。

体内测量指标

1.代谢相关指标

(1) 体液指标

人体内含有大量液体，占人体总重量的65%以上，统称为“体液”。男性的体液比女性多，这是因为男性的肌肉多、脂肪少。体液的2/3存在于细胞内，称为“细胞内液”；1/3存在于细胞外，称为“细胞外液”。细胞外液包括血液、组织液和淋巴液。人体内的体液保持动态平衡状态，出入相当。

成人每天摄入水2000～3000mL，其中包括饮水1000～2000mL、食物中含水700mL、内生水300mL。内生水是指营养物质在代谢过程中所产生的水，如每克糖代谢可产生0.6mL的水、每克脂肪可产生1.07mL的水、每克蛋白质可产生0.4mL的水。成人每天排出水量为2000～3000mL，其中包括通过肾脏排出的尿液1000～2000mL、胃肠道排出水150mL、皮肤蒸发出汗500mL、肺呼吸带出的水350mL。如果以上的平衡失调，排出的水多于摄入的水，称为“脱水”；反之，摄入的水多于排出的水，引起水潴留，严重时形成“水中毒”。

人体内血液量是体重的7%～8%。如果体重为60kg，则血液量为4200～4800mL。一般一次失血量不超过血液总量的10%，通过身体的自我调节可以恢复，如果一次失血量超过20%～30%则会引起严重后果。

(2) 能量指标

维持人体生命活动要消耗一定的能量，这就像汽车启动需要汽油供给能量一样。人体活动究竟需要消耗多少能量？这要看活动量的大小，为计算、研究和实际应用方便，一般以实际静息能量消耗（REE）为指标。

能量（热能）单位的表示：

千卡（kcal），为千克卡的简称，表示1000g水由15℃上升到16℃所需要的能量。

千焦耳（kJ），1J表示用1N的力把1km的重物移动1m所需要的能量，1000J为千焦耳。

上述两种单位的换算：1kcal＝4.2kj，1kJ＝0.24kcal。

①按照HB公式计算法。先算出基础能量消耗（BEE），再换算为实际静息能量消耗（REE）。

男性BEE（kcal）$=66.5+13.7\times W+5.0\times H-6.8\times A$

女性BEE（kcal）$=655.1+9.56\times W+18.5\times H-4.68\times A$

以上计算公式中：W代表体重（kg）、H代表身高（cm）、A代表年龄（年）。基础能量消耗（BEE）的110%为实际静息能量消耗（REE）。

②简易估计热能需要法。以每千克体重计算，每天的实际静息能量消耗为104.6kJ。例如，一个人的体重为60kg，每天实际静息能量消耗为6300kJ。

推荐的每日膳食热能供应量

年龄组与性别	每日热能（kJ）
成年男性	2500
成年女性	2200
16岁少年（男）	2800
16岁少年（女）	2400
12岁儿童（男）	2300
12岁儿童（女）	2250

（3）热能来源

热能来源于食物中碳水化合物、脂肪和蛋白质的氧化过程，这些营养物质氧化释放出的能量不同，1g蛋白质可产生23.73kJ热能、1g脂肪可产生39.69kJ热能、1g碳水化合物可产生17.22kJ热能。

以上数据是实验室测得的，而食物在人体内氧化过程所产生的能量还有一定的耗损，实际在体内氧化供能（也叫生理卡价）要低于体外，一般为：1g蛋白质可产生16.8kJ热能，1g脂肪可产生37.8kJ热能，1g碳水化合物可产生16.8kJ热能。

①蛋白质。正常成年人蛋白质（氨基酸）需要量为0.8～1kg/d。青少年处于成长和发育期，蛋白质需要量相对增大，7～10岁应供给60～70g/d，11～13岁应供给75～80g/d，占热能供给量的

12%～15%。

推荐的每日膳食中蛋白质供应量

年龄组与性别	每日蛋白质（g）
成年男性	75
成年女性	68
16岁少年（男）	80
16岁少年（女）	80
12岁儿童（男）	75
12岁儿童（女）	70

②脂肪。脂肪中脂肪酸含量越高，营养价值越高。一般来说，植物油中脂肪酸含量较多，动物脂肪中脂肪酸含量较少。

常见脂肪中必需脂肪酸含量

植物油	必需脂肪酸含量（%）	动物脂肪	必需脂肪酸含量（%）
棉籽油	50	奶油	1.9～4.0
豆油	55～63	猪油	5.0～11.1
花生油	13～27	羊脂	3.0～7.0
菜籽油	22	牛脂	1.1～3.0

我国推荐，脂肪热能占总热能的百分比为：成年人20%～25%，青少年25%～30%，婴儿30%～45%。

③碳水化合物。碳水化合物是能量的主要来源，包括淀粉、蔗糖、果糖、葡萄糖、粗纤维等。碳水化合物摄入过多，可导致肥胖及高甘油三酯血症。

我国推荐，碳水化合物热能占总热能百分比的55%～70%。

④无机盐。无机盐或矿物质占体重的2.2%～4.3%，其中含量较多的无机盐为钙、镁、钾、钠、磷、硫、氯等，占无机盐总量的99.9%。另外还有多种微量元素，包括铁、碘、铜、锌、锰、钴、钼、硒、铬、镍、锡、硅、氟、钒等14种，占体重的0.01%以下。这些元素都是人体所必需的。

每日需要摄入的无机盐含量和富含无机盐的食物

无机盐	每日需要量	富含无机盐的食物
钙	800.0mg	豆制品、牛奶、海带、虾皮、芝麻酱
铁	12.0～20.0mg	海带、墨鱼、木耳、猪肝、蛋黄
碘	120.0μg	海带、紫菜、海鱼
锌	10.0～15.0mg	牡蛎、鱼贝类、肝脏、肉、蛋、干豆
钾	1.8～5.6g	榨菜、香蕉
镁	300.0μg	大豆、紫菜、粮食、内脏
铜	2.0～3.0mg	肝、牡蛎、鱼、绿色蔬菜
钠	1.1～3.3g	一般食物、食盐

⑤维生素。维生素参与机体重要生理过程，是生命活动不可缺少的物质。

维生素每日摄入指标及富含食物

维生素	每日需要量	富含食物举例
维生素A	800.0μg	肝、鸡蛋、鱼肝油、牛奶
维生素D	5.0～10.0μg	鱼肝油、蛋黄、肝脏、鱼
维生素B_1	1.2～1.8mg	谷类、豆类、干果、绿色蔬菜、瘦肉
维生素B_2	1.2～2.0mg	肝、肾、心、蛋黄、绿色蔬菜、野菜
维生素B_3	18.0～21.0mg	豆类、粮食、肝、肾、瘦肉、鱼、酵母
维生素C	50.0～60.0mg	蔬菜、水果、野生植物
维生素K	1.0mg	苜蓿、菠菜、白菜、肝
维生素E	10.0～12.0mg	麦胚、植物油、莴苣叶

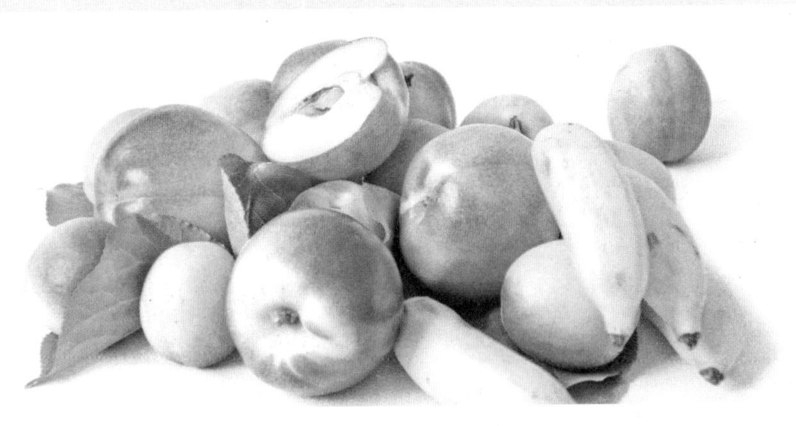

2.呼吸系统相关指标

肺的组成

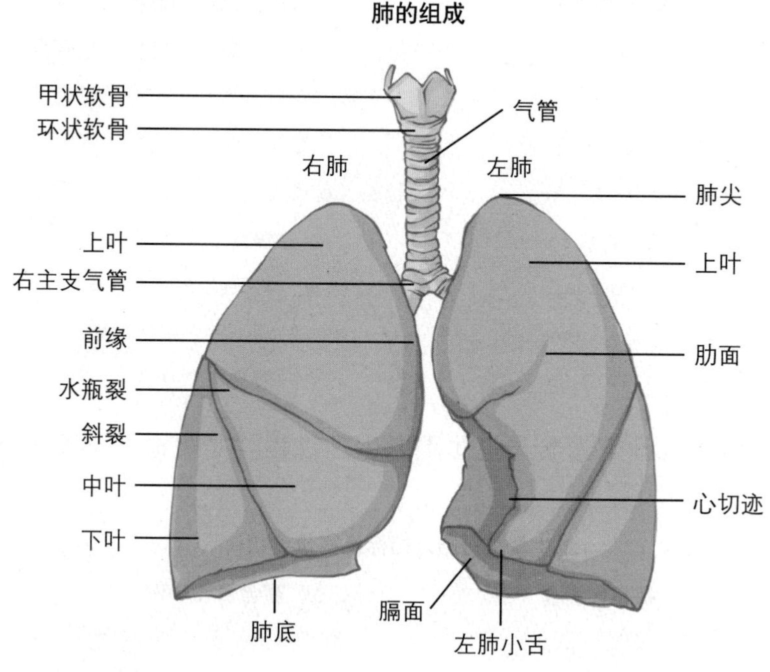

（1）结构指标

①肺的血容量一般为450mL，占全身血容量的9%。

②平静呼吸，吸气时肺内压比大气压低1～2mmHg，呼气时肺内压比大气压高1～2mmHg。

③正常解剖无效腔（鼻、口腔到终末细支气管部分）容积约为150mL。

（2）功能指标

肺容量是指肺内容纳的气体量，由以下各部分组成：

①潮气量（VT）是指平静呼吸时每次吸入或呼出的气体量，正常为400～500mL。

②补吸气量（IRV）是指平静吸气末再用力吸入的最大气量，正常为1500～2000mL。

③深吸气量（IC）是指平静呼气末用力吸气所能吸入的最大气体量，称为“深吸气量”，为潮气量和补吸气量之和，常与肺活量呈平行变化。

④补呼气量（ERV）是指平静呼气末再用力呼出的最大气量，正常为900～1200mL，此项检测临床应用意义不大。

⑤残气量（RV）是指最大呼气后肺内存留的气体量，正常为1000～1500mL。

⑥功能残气量（FRC）是指平静呼吸末存留于肺内的气体量，称为“功能残气量”，为残气量和补呼气量之和，正常为2000～2500mL。

⑦肺活量（VC）是指最大吸气后再尽量呼气所能呼出的最大气体量，为潮气量、补吸气量和补呼气量三者之和，正常男性为3500mL，正常女性为2500mL。

⑧肺总量（TLC）是指肺内所能容纳的最大气体量，为潮气量、补呼气量、补吸气量和残气量四个基本肺容积之和，正常男性为5000mL、正常女性3500mL。

⑨用力呼气量，又称为“时间肺活量”，是指最大吸气后，再尽力以最快的速度呼出气体时，第1秒、第2秒和第3秒末呼出的气体量分别占此肺活量的百分数。正常人第1秒末呼出的气量占肺活量的83%，第2

肺循环和体循环

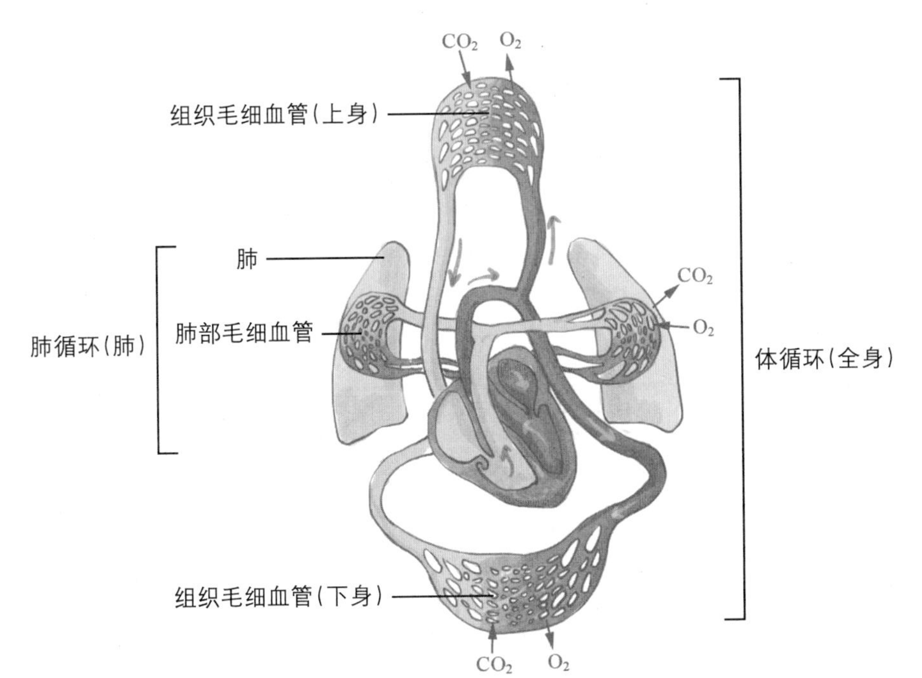

秒末占96%，第3秒末占99%。

⑩肺通气量是指每分钟吸入或呼出的气体总量，等于潮气量和呼吸频率之积，正常为6～9L。

⑪最大通气量是指尽力作深快呼吸时，每分钟所能吸入或呼出的最大气量，称为“最大通气量”。测定时，通常只测量10s或15s最深、最快的呼出或吸入气量，然后换算成每分钟的最大通气量，一般可达70～150L/min。

3.循环系统相关指标

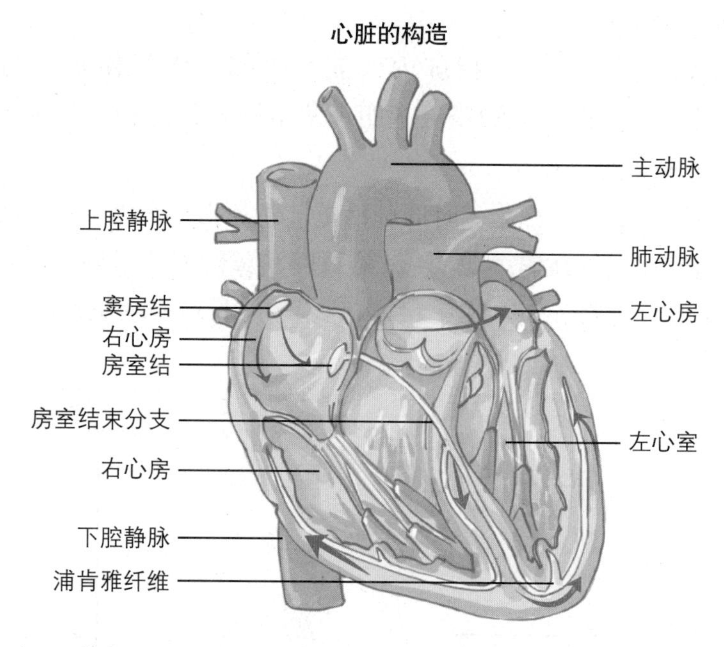

（1）心率与心排血量

心脏是人体血液循环的“泵”，其泵出血液（心排血量）的多少是衡量心功能的重要指标。

心排血量=每搏出量×心率

在每次心跳的搏出量不变的前提下，心率增加，心排出量也随之增加。如果心率过快（超过180次/min），则心室充盈血量减少，致使搏出量减少，导致心排血量明显减少。反之，如果心率太慢（低于40次/min），则心排血量也会减少。可见，心率过快或过慢都会严重影响心排血量，使其减少，造成组织器官缺血、缺氧。

（2）毛细血管与微循环

①毛细血管是指位于动脉和静脉之间的管径最细小的血管，平均管径为7～9 μm，仅能通过1～2个红细胞。毛细血管是血液与周围的组织进行物质交换的主要场所，人体毛细血管的总面积非常大，一个体重为60kg的人，其毛细血管的总面积可达6000m²。毛细血管壁很薄，物质很容易通过。

②微循环是指微动脉和微静脉之间的血液循环，是血液循环的基本功能单位。人体各器官和组织的微循环结构有所不同，基本功能是一致的。

4.消化系统相关指标

与消化有关的器官

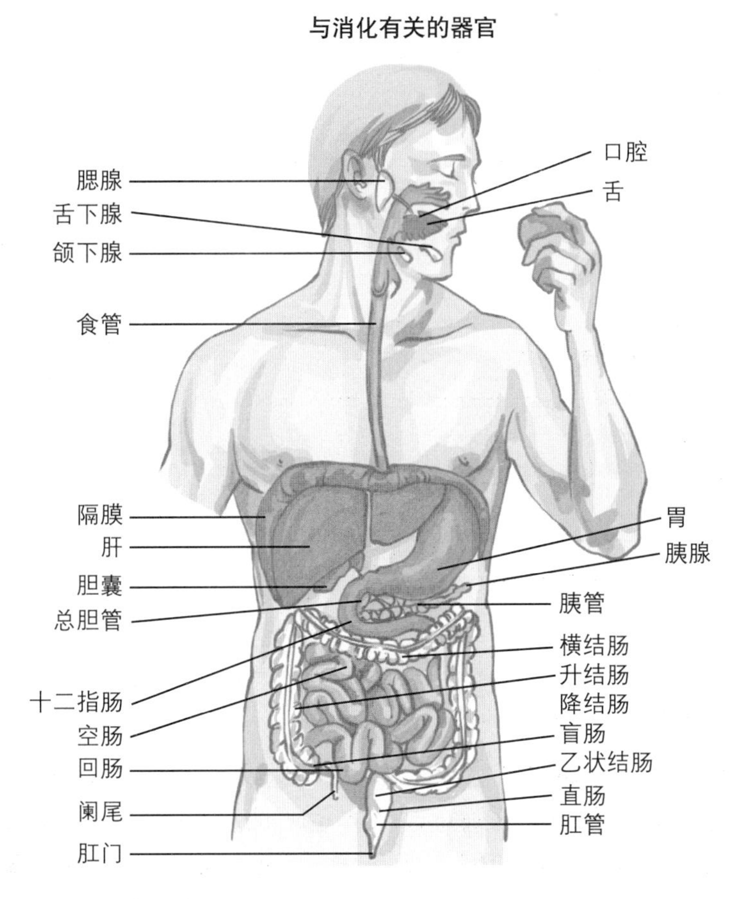

（1）口腔

口腔是消化道的起始部分。唾液近似中性（pH值为6.6~7.1），正常每日分泌量为1～1.5L，其中水分占99%。

(2) 胃

胃分泌的胃液呈酸性（pH值为0.9～1.5），每日分泌1.5～2.5L，除水分外，其主要成分为盐酸、胃蛋白酶原、内因子、黏液和无机盐。空腹时盐酸分泌很少，吃饭后大量分泌达到20～25mmol/h。正常人的胃在空腹时容量为50mL左右，进食后可增大到1500mL。食物进入胃后5min左右，胃开始蠕动，约每分钟蠕动3次，每次蠕动从胃体中部开始经过1min到达幽门。胃的排空呈间断性进行，食物中糖排空最快，蛋白质次之，脂肪最慢。混合型食物需要4～6h方能完全排空。

胃的结构

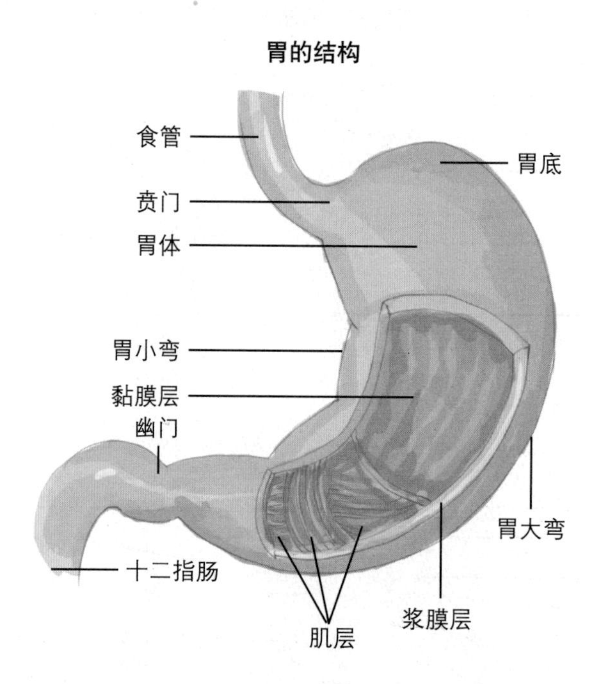

(3) 小肠

小肠分泌的小肠液呈弱碱性（pH值为7.6），每日分泌1～3L。小肠蠕动时，肠内容和气体被推动可产生一种“咕噜”音，称为“肠鸣音”，每分钟有4～5次，明显者不用听诊器也可听到。小肠是吸收的主要部位，吸收面积很大，全长5～7m，黏膜上有绒毛，可使吸收面积增长600倍，达到200m²。食物在小肠内存留时间长达3～8h，以利充分吸收。

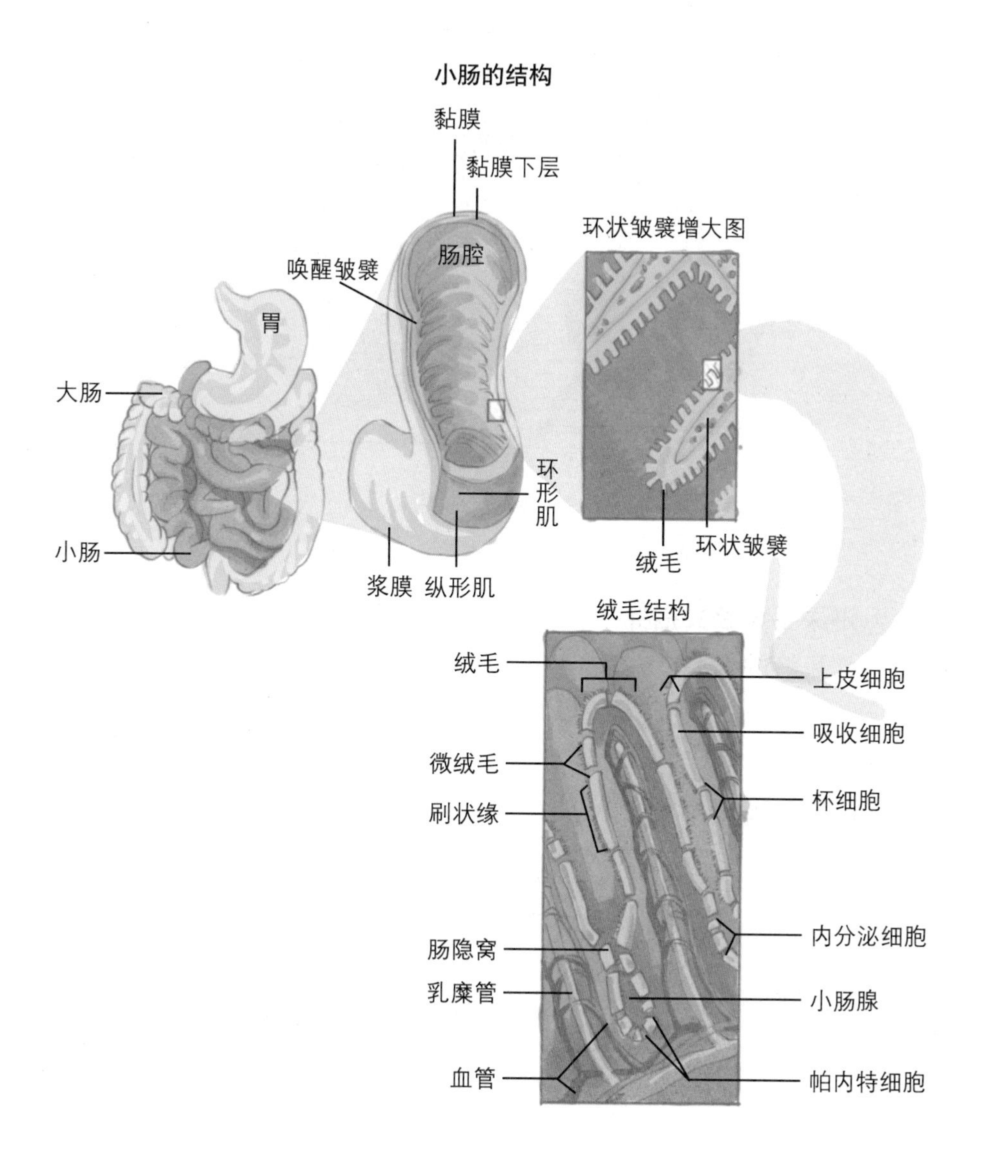

（4）大肠

大肠由盲肠、阑尾、结肠、直肠和肛管五部分组成，全长约1.5m。大肠内有许多细菌，这些细菌能分解食物残渣中的糖和脂肪，产生乳酸和二氧化碳等，分解蛋白质产生氨和硫化氢，使粪便出现臭味。食物残渣在大肠内停留10h以上，形成粪便。

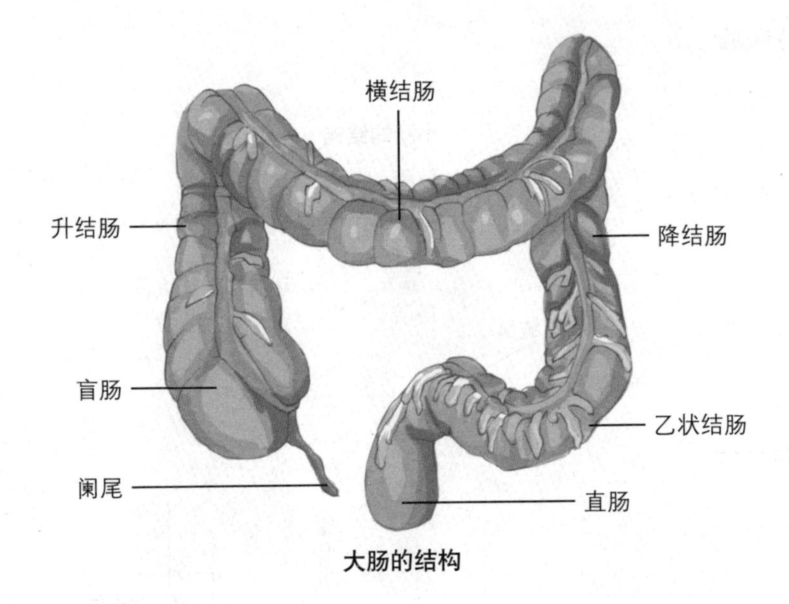

大肠的结构

5.泌尿系统相关指标

(1) 尿液的生成

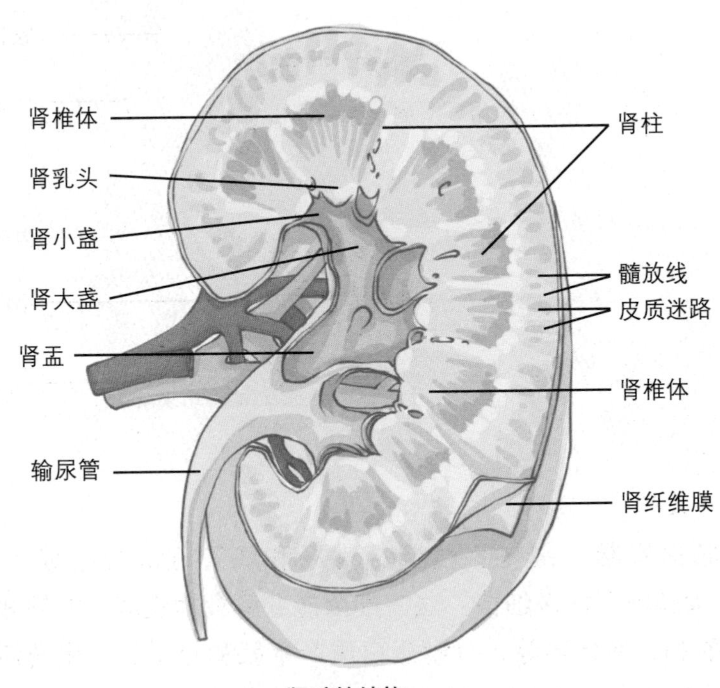

肾脏的结构

肾单位是肾脏生成和排泄尿液的基本单位，由肾小球与肾小管构成，每个肾有100万～200万个肾单位。肾单位血液流经肾小球时，血浆中的水和小分子物质滤出，形成“原尿”，肾小球的这种滤过率为125mL/min，按此计算，一昼夜的滤出量高达180L，其重量约相当于体重的3倍，而实际情况是一昼夜排除的尿量仅为滤出量的1%，所含各种成分也有很大改变，表明肾小管的重吸收作用极大，最后形成“终尿”。肾小管的重吸收是有选择性的，葡萄糖和氨基酸等营养物质全部重吸收，钠、氯和水等重要物质大部分重吸收，肌酐等废物则完全不吸收。

（2）尿液的贮存和排放

膀胱是贮存尿液的器官，当膀胱尿量充盈400mL以上时，就会产生“尿意”（要排尿）。如果条件不允许，膀胱可抑制排尿，再坚持一段时间，待第二次尿意再现时，则多数难以再次抑制，必须立即排尿。小儿的大脑发育尚未完善，对排尿中枢的抑制力较弱，常表现为排尿次数多，易发生遗尿。

尿潴留表现为膀胱内充满大量尿液，不能排除，造成下腹部膨隆和胀痛。急性尿潴留多见于尿路梗阻，如尿道狭窄和前列腺增生等。

尿失禁是指尿液不由自主地流出体外。常见的尿失禁有四种类型：

①真性尿失禁是指在任何时候、任何体位均有尿液不受意识控制自尿道流出，多与神经功能障碍有关。

②压力性尿失禁是指平时能控制排尿，但在腹腔内压突然升高时（如咳嗽、喷嚏、大笑等）控制不住，发生尿失禁，与尿道肌肉或周围支撑肌肉功能减弱有关。

③充盈性尿失禁是指膀胱内大量残余尿所致，失去控制排尿功能，尿液不时滴出，多见于慢性下尿路梗阻。

④急迫性尿失禁是指尿意强烈，憋不住，出现快速的尿液流出。

6.血液系统相关指标

血液是流动于心血管系统中的红色液体组织，由血浆和悬浮于其中的血细胞组成。正常成年人的血液总量占体重的7%～8%。

（1）血浆

血浆呈淡黄色，占全血量的50%～55%，其中包含水、蛋白质、电解质、小分子有机化合物和一些气体。血浆pH值为7.35～7.45，波动范围很小。血浆渗透压为313mOsm（摩斯摩尔）。以血浆的正常渗透压为标准，与血浆渗透压相等的溶液称为“等渗溶液”。

血浆的比重为1.025～1.03，黏滞性为4～5（以水的黏滞性为1）。红细胞的数量和血浆蛋白的含量越多，血压的黏滞性越大，越容易发生栓塞。

（2）血细胞

血细胞呈暗红色，占全血量的45%～50%，包括红细胞、白细胞和血小板。血细胞（主要是红细胞）在血液中所占的容积百分比，称为“血细胞比容”，能够反映血液中红细胞的相对浓度，正常成年男性为40%～50%，正常女性为37%～48%。某些贫血患者血细胞比容减少，严重脱水时血细胞比容增大。

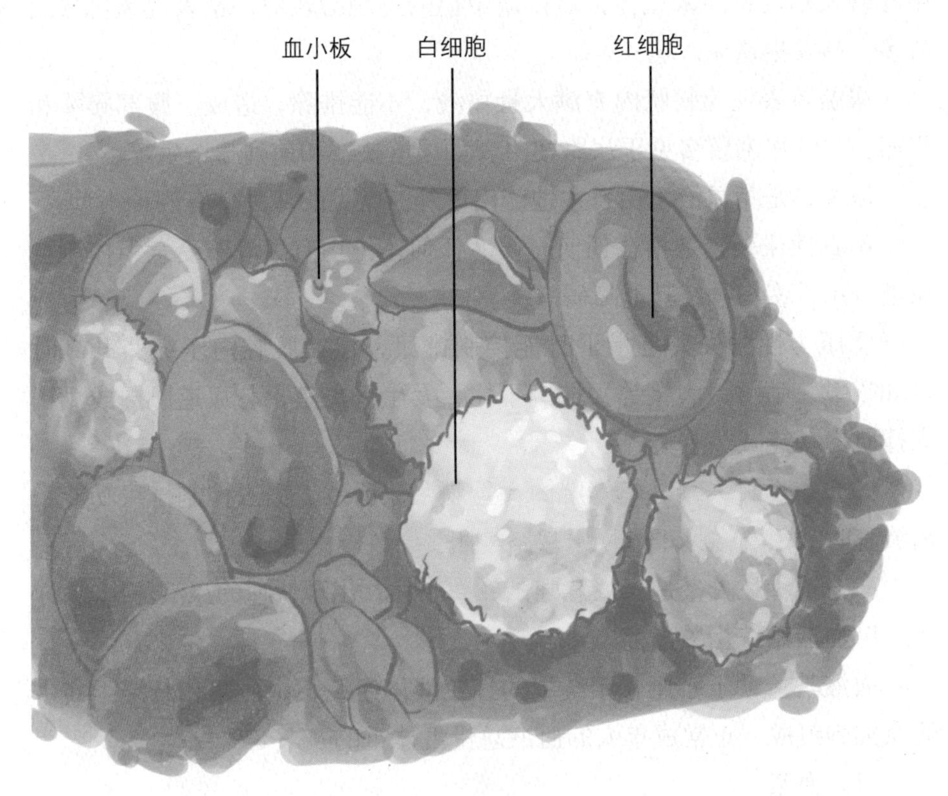

血液的组成

（3）止血

在正常情况下，小血管损伤引起的出血数分钟后会自行停止，这种现象称为“生理止血”。我们用小针刺破手指使血液自然流出，测定出血延续时间，即为出血时间，正常为1～3min。生理止血是人体重要的防御功能，主要由血管收缩、血小板血栓形成和血液凝固三部分功能完成。

①血管收缩。受损局部的血管收缩，减慢出血，制止出血。

②血小板止血栓的形成。血管损伤后血小板黏附，聚集为止血栓形成开始，其后经过多种物质的刺激，形成血小板止血栓，堵塞伤口，初步止血。

③血液凝固。血管损伤后，通过一系列过程，出现不溶性的纤维蛋白，交织成网，以便于血凝块（血液凝固）。血液凝固后1～2h，血凝块发生收缩，并释放出淡黄色的液体，称为“血清”。血液凝固过程十分复杂，仅仅参加凝血过程的因子就有14种之多。

（4）血型

血型是指红细胞膜上特异性抗原的类型。

ABO血型系统中的凝集原与凝集素

血型	红细胞膜上的凝集原	血清中的凝集素
A型	A	抗B
B型	B	抗A
AB型	A＋B	无
O型	无	抗A＋抗B

①ABO血型系统。ABO血型是根据红细胞膜上是否存在凝集原A与凝集原B而将血液分成4型。

②Rh血型系统。在人的血清中一般不存在Rh天然抗体，只有当Rh阴性的人接受Rh阳性的血液后，通过体液免疫才产生，而且产生过程较缓慢，一般在输血后2～4个月才达高峰。Rh阴性的受血者第一次接受Rh阳性的血液时，并不产生明显的反应，但在数月后再次输入Rh阳性血液时，输入的红细胞就会被凝集而引起输血反应。临床上给病人重复

输血时，即使是输入同一供血者的血液，也应做交叉配血试验。

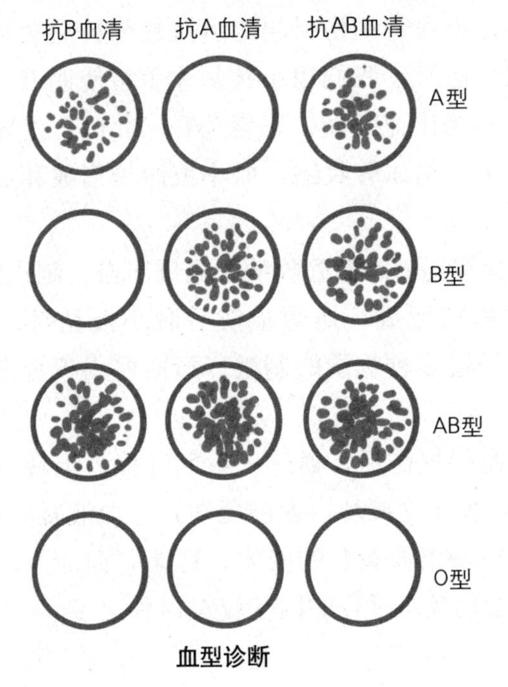

血型诊断

7.生殖系统相关指标

(1) 女性生殖系统

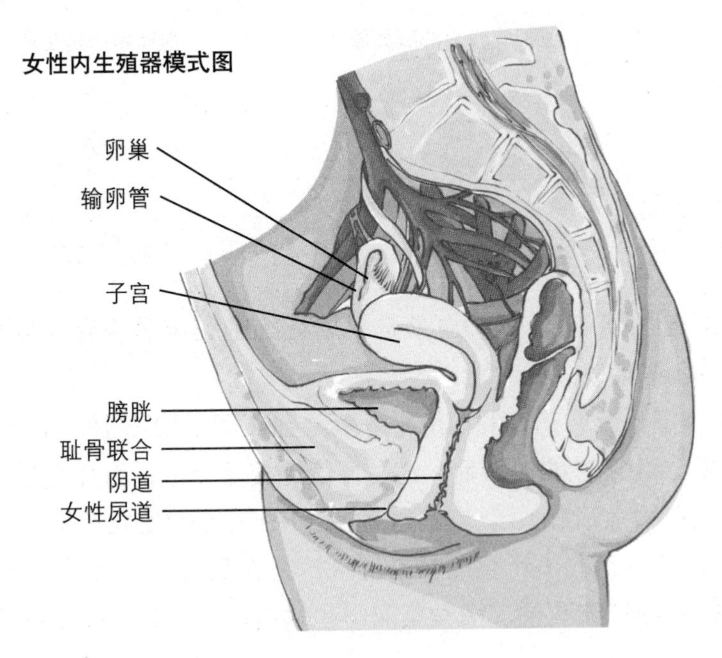

①女性生殖特有表现为月经。月经初潮（初次来）年龄多在13～14岁，月经血色呈暗红色，伴有子宫内膜碎片、宫颈黏液和脱落的阴道上皮细胞。月经血不凝，出血多时可出现凝血块。

正常月经出血的第1天为月经周期的开始，相邻两次月经第1天的间隔时间为月经周期，一般为21～35d，平均28d。每次月经持续时间为经期，一般为2～7d，多为3～5d。一次月经的总失血量为经量，正常为30～50mL，超过80mL为月经过多。

②生育——生殖功能的体现。精子经宫颈管进入宫腔和输卵管腔内获能，需7h左右。卵子从卵巢排出，经输卵管伞部进入输卵管，停留在输卵管壶腹部与峡部连接处等待受精。在此处精子与卵子相结合，称为“受精”。受精发生在排卵后12h内，整个受精过程需约24h。

受精卵一边向宫腔内移动，一边进行有丝分裂，形成分裂球。在受精后6～7d，胚泡被子宫内膜覆盖，称为“受精卵着床”，受精卵着床后逐渐发育，受精后8周的人胚称为“胚胎”。受精后9周起称为“胎儿”。

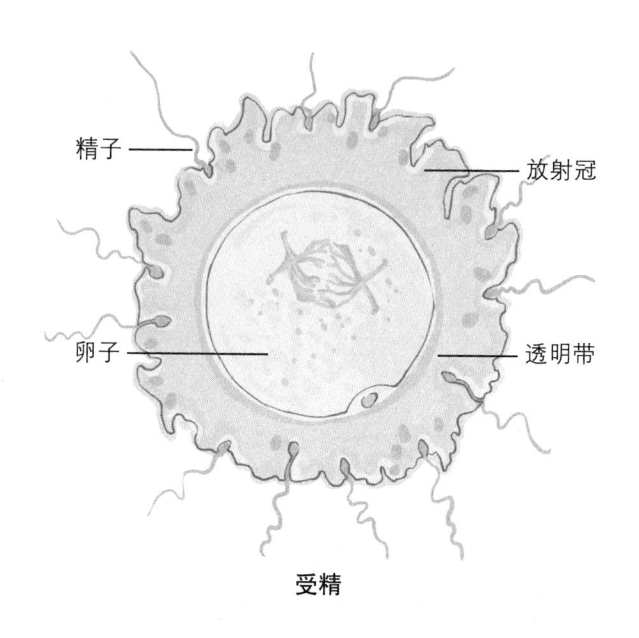

受精

③乳腺——第二性征的重要标志。乳腺是女性第二性征的重要标志，在月经初潮之前2～4年已开始发育，也就是说女性在10岁左右就已

经开始生长乳腺，可以把乳腺发育看成是女性开始青春期的标志。我国女性的乳腺一般呈半球形或圆锥形，两侧基本对称，位于胸前的第2肋骨至第6肋骨之间。乳腺的中心部位是乳头，表面呈粉红色或棕色。青年女性乳头一般位于第4肋间或第5肋间水平。乳头周围皮肤色素沉着较深的环形区为乳晕，青春期呈玫瑰红色。

（2）男性生殖系统

①睾丸。睾丸是生成精子和分泌男性激素（雄激素）的器官。男性生殖的特异性表现为产生精子。睾丸内有生精小管负责制造精子，一个睾丸内的生精小管连起来长达250m，具有强大的生精能力。成人每克睾丸组织在每秒内可产生300～600个精子，每天双侧睾丸可产生上亿个精子。

②睾丸的自我检查。正常睾丸为椭圆形，表面光滑柔韧，其后方可触及附睾，上端为膨大的附睾头，向下逐渐变细，为附睾尾。

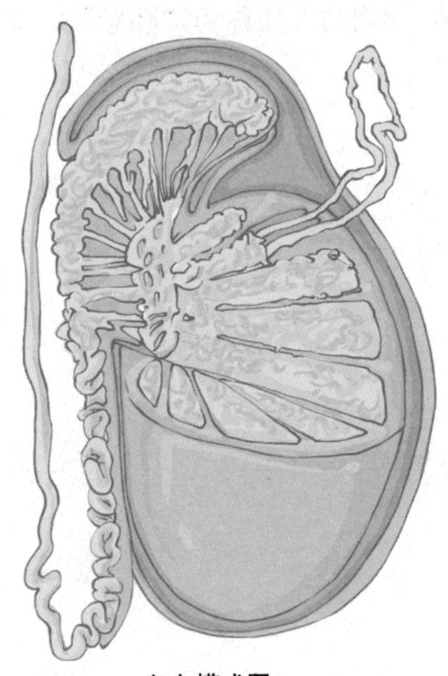

睾丸模式图

③精液的实验室检查。新鲜精液为灰白色，呈稠厚的胶冻状，30min内液化，正常每次排出量2～6mL，pH值为7.2～8.0。精子密度≥2×10⁶个/mL，精子总数≥20×10⁶个/mL，精子成活率≥60%。

8.神经系统相关指标

神经系统是人体内起主导作用的系统。

脑的结构

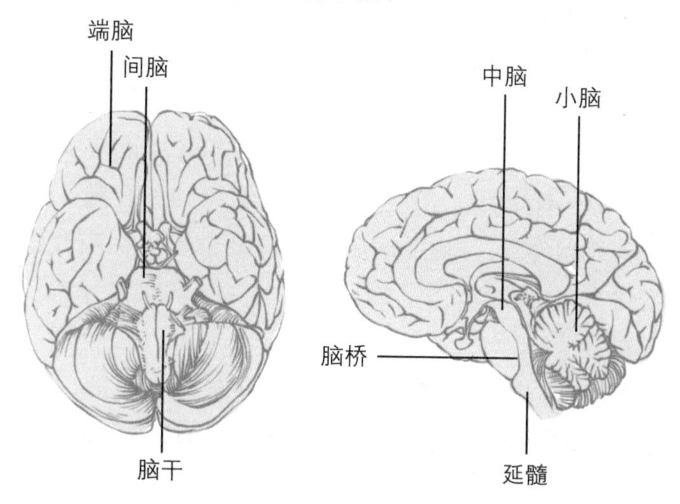

（1）神经系统的区分

神经系统分中枢部和周围部。

①中枢部是指中枢神经系统，包括脑和脊髓。

②周围部是指周围神经系统，周围神经一端与脑或脊髓相连，另一端与身体的各器官和系统相连。在周围神经系统中，凡是与脑相连的部分统称为“脑神经”，共12对；凡是与脊髓相连的部分统称为“脊神经”，共31对。依据支配的对象不同，周围神经又分为躯体神经和内脏神经。

（2）脑

脑位于颅腔内，分为大脑、间脑和小脑。小脑具有维持肌张力，保持身体平衡的功能。间脑的主体为丘脑，功能复杂，主要是对到达大脑的各种信息进行修正和整合，管理体温、摄食、水盐平衡和生殖等内脏活动。大脑皮质是高级神经活动的物质基础，总面积为2200cm^2。大脑的功能有分区定位，前部为躯体运动区，后部为躯体感觉区，枕部为视区，颞部为听区。人的大脑特有语言中枢，90%以上在左侧半球，所以称左侧半球为语言的“优势半球”。

人的脑细胞大约有140亿个，生后不会增多，只会逐渐减少。人过了20岁以后，脑细胞开始以每天10万个速度递减。这样下去，脑细胞数减少到最后会出现什么结果？对此我们不必担心，一是我们的脑有很大潜力，还有相当的贮备；二是人的智能不仅与脑细胞数目有关，而且与脑细胞之间的网络形成有关。

颅腔的容量一般固定为1400～1700mL，为了较好地保护脑免去震动损伤，其外层有脑脊液，起缓冲和营养作用，正常脑脊液为无色透明，总量为100～160mL，沿蛛网膜下腔流经脑和脊髓，并不断生成和吸收，呈动态循环状态。脑患病后，脑脊液会发生相应改变，医生常从脑脊液的变化来推断脑病。

（3）脑神经

人体的脑神经共有12对，几乎全都分布在头面部，支配五官，维持正常功能。如果这12对脑神经损伤，则可出现下列情况：

脑神经名称	损伤后的表现
嗅神经	嗅觉障碍
视神经	视觉障碍
动眼神经	上睑下垂，瞳孔对光反射消失，瞳孔散大
滑车神经	眼不能向外下方斜视，向外下方注视时出现复视
三叉神经	同侧面部皮肤及口、鼻黏膜感觉丧失，角膜反射消失；咀嚼肌瘫痪，张口偏斜。
外展神经	引起外直肌瘫痪，产生内斜视
面神经	面肌瘫痪：额纹消失，不能闭眼、口角偏向健侧、唾液流出、听觉过敏、舌前部味觉消失、少泪
前庭蜗神经	伤侧耳聋、眩晕、眼球震颤、呕吐
舌咽神经	脉速、心悸、呕吐、咽喉部感觉障碍、声音嘶哑、发呛、吞咽困难、舌后1/3味觉消失
迷走神经	
副神经	胸锁乳突肌瘫痪：头半年向患侧屈、不能向健侧回旋，患侧肩胛骨下垂
舌下神经	同侧半舌肌瘫痪舌肌萎缩，伸舌尖偏向患侧

脑神经

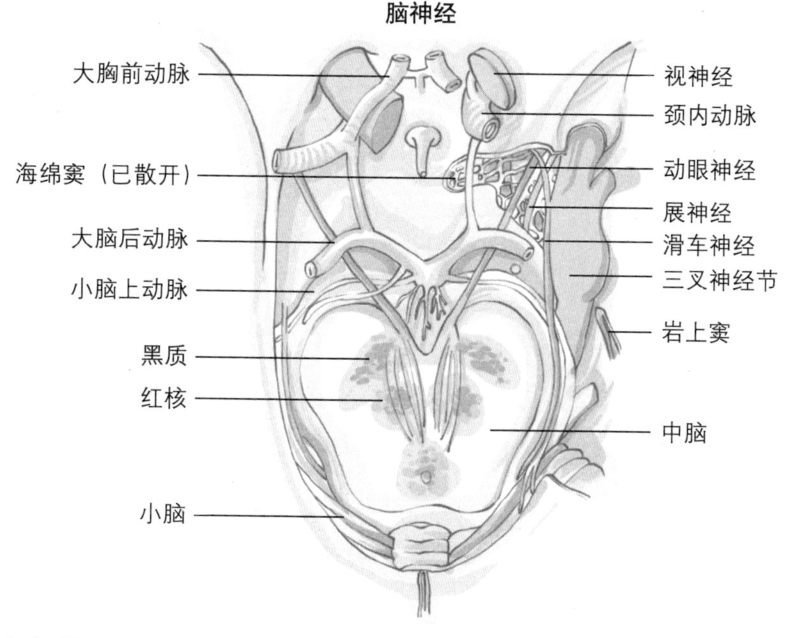

（4）脑干

脑干位于脊髓和间脑之间，自下而上由延髓、脑桥、中脑三部分组成。脑干的灰质分化成若干“神经核”，第3对至第12对脑神经均出入脑干，它们形成的脑神经核成为脑干的重要部分。人体的若干重要生命中枢多在脑干。脑干损伤时表现症状较多，如瞳孔对光反射消失，对侧肢体瘫痪，咽喉肌麻痹，眩晕，眼球震颤，共济失调等。脑干出血的死亡率较高。

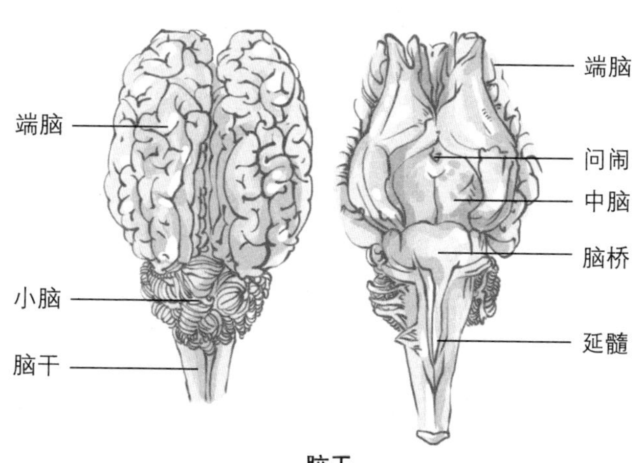

脑干

（5）脊髓

脊髓位于脊椎管内，长度为42～45cm，脊髓上端与延髓相连，下端在成人第1腰椎下缘。脊髓可分为31节，包括8个颈节、12个胸节、5个腰节、5个骶节、1个尾节。脊髓是中枢神经系统的低级部分，能完成一定的反射活动，除正常生理反射之外，排尿和排便等反射也是在脊髓完成的。在正常情况下，脊髓的反射活动受到大脑的控制与调节。

（6）脊神经

与脊髓相对应的脊神经也有31对。每一条脊神经都由前根和后根组成，前根为运动神经，后根为感觉神经。前根和后根在椎间孔处合成脊神经，出椎间孔后分前支和后支，前支和后支都含有运动和感觉纤维，是混合性神经。

脊髓和脊神经根

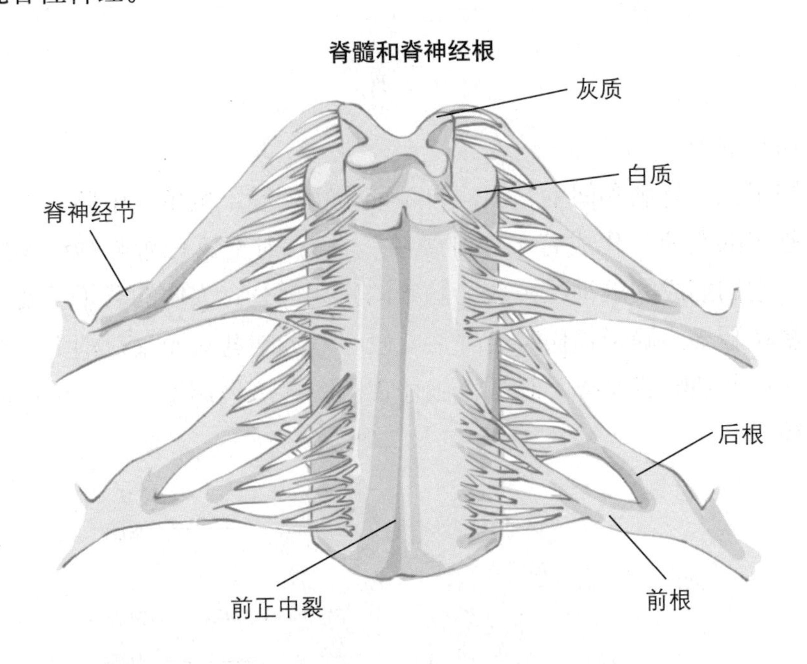

（7）内脏神经

内脏神经分布于内脏、心血管和腺体中，通常不受人的意志控制，是不随意的，也称为“自主神经”。内脏感觉神经与躯体感觉神经不同，内脏对牵拉和膨胀等刺激敏感，而对切割和烧灼刺激不敏感。由于内脏感觉的传入途径比较分散，一个脏器的感觉可经多条脊神经的后根传入脊髓的多个节段，同时一条脊神经又含有来自多个脏器的感觉纤

内脏神经

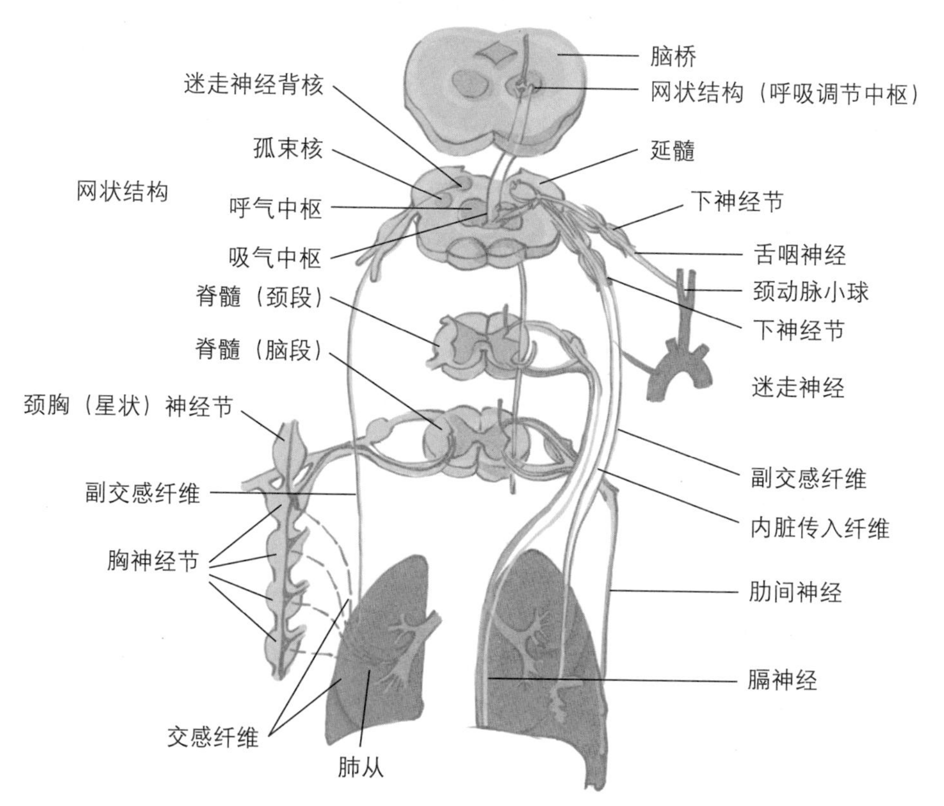

维，所以内脏疼痛常常是弥散的，定位模糊。当某些内脏患病时，有时在皮肤的不同部位产生痛觉或感觉过敏，这种现象称为“牵涉性痛”。例如患心脏病时，可感到胸前区或左上臂内疼痛，对这些现象要养成细致的观察习惯。

化验检查常用指标

血液一般检查

1.红细胞和血红蛋白

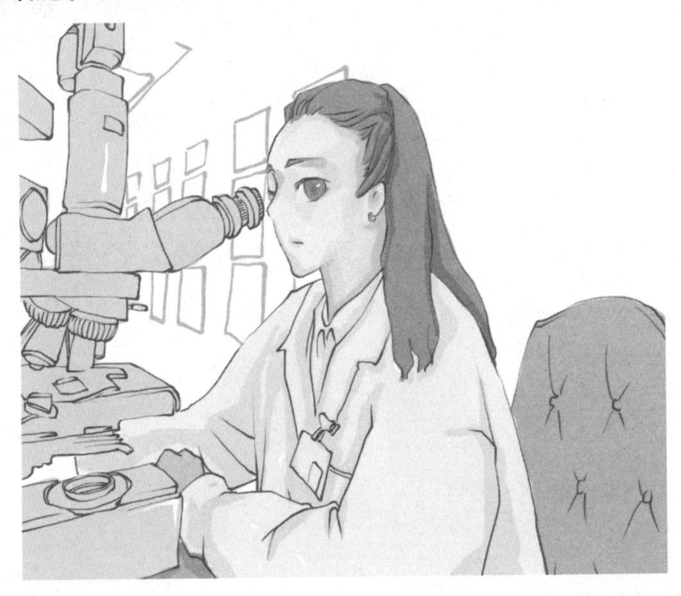

（1）红细胞

成年男性的红细胞正常值为每升（4～5.5）$\times 10^{12}$，成年女性的红细胞正常值为每升（3.5～5）$\times 10^{12}$点。

（2）血红蛋白

成年男性的血红蛋白正常值为120～160g/L，成年女性的血红蛋白正常值为110～150g/L。

（3）红细胞和血红蛋白的增多和减少

①红细胞和血红蛋白的增多。

相对增多。血浆容量减少，使红细胞容量相对增加，见于呕吐、腹泻、大量出汗、大面积烧伤、慢性肾上腺皮质功能减退、尿崩症、甲状腺功能亢进危象、糖尿病酮症酸中毒等。

绝对增多。红细胞增多症分为原发性和继发性两种。原发性原因不清，继发性又可分为代偿性与非代偿性，原因较多，不详细介绍。

②红细胞和血红蛋白减少。

生理性减少。婴幼儿和15岁以前的儿童的红细胞和血红蛋白一般比正常成人低10%～20%；部分老年人和妊娠中晚期的孕妇的红细胞和血红蛋白减少。

病理性减少。这种情况见于各种贫血。

贫血级别

贫血级别	血红蛋白小于（g/L）	血红蛋白大于（g/L）
轻度	正常值	90
中度	90	60
重度	60	30
极度	30	

2.白细胞

（1）白细胞总数

成年人的白细胞总数为每升（4～10）×10^9，儿童的白细胞总数为每升（5～12）×10^9。

（2）白细胞分类

在显微镜下，白细胞分5种类型：

①中性粒细胞（N）占总数的50%～70%。

②嗜酸性粒细胞（E）占总数的0.5%～5%。

③嗜碱性粒细胞（B）占总数的0%～1%。

④淋巴细胞（L）占总数的20%～40%。

⑤单核细胞（M）占总数的3%～8%。

（3）白细胞的增多和减少

①白细胞总数的增多。

生理性增多：新生儿、妊娠、剧烈运动、体力劳动、情绪激动等可引起白细胞数目增多。

病理性增多：大部分化脓性细菌所引起的炎症、烧伤、手术后、心肌梗死、急性中毒、尿毒症、白血病、传染性单核细胞增多症、传染性淋巴细胞增多症等。

②白细胞总数的减少。

白细胞总数的减少见于急性粒细胞缺乏症、再生障碍性贫血、伤寒、黑热病、疟疾、病毒感染性疾病、脾功能亢进、放疗、化疗、自身免疫性疾病等。

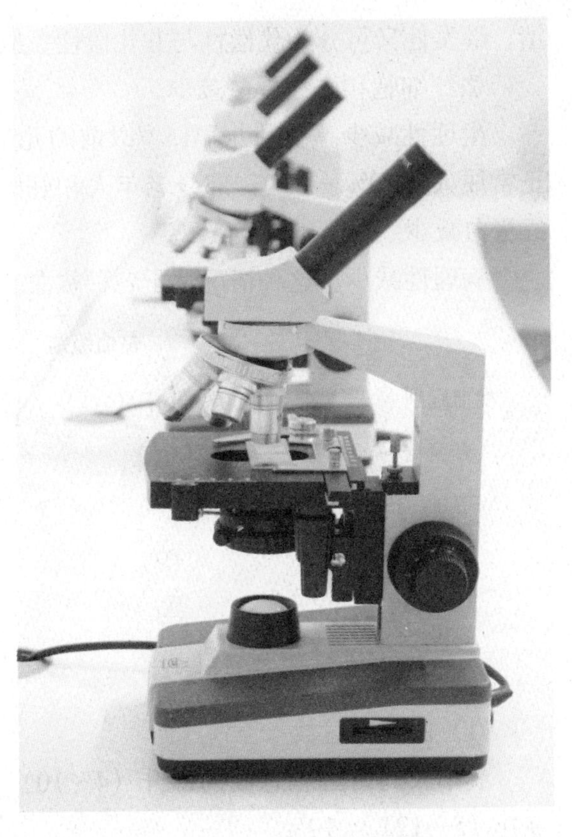

③白细胞分类的增多。

中性粒细胞增多见于急性化脓感染、急性汞中毒、铅中毒、妊娠中毒症、尿毒症、酸中毒、急性大出血、手术后、急性心肌梗死、白血病、恶性肿瘤等。

嗜酸粒细胞增多见于变态反应、肠寄生虫病、某些皮肤病、某些血液病、某些传染病、某些恶性肿瘤等。

嗜碱粒细胞增多见于慢性粒细胞白血病、嗜碱性粒细胞白血病、某些金属中毒、脾切除、癌转移及霍奇金病等。

淋巴细胞增多见于新生儿、再生障碍性贫血、粒细胞缺乏症、风疹、流行性腮腺炎、传染性单核细胞增多症、百日咳、结核病、慢性淋巴细胞白血病、传染性肝炎等。

单核细胞增多见于新生儿、亚急性感染性心内膜炎、疟疾、黑热病、结核病、单核细胞性白血病、恶性淋巴瘤、伤寒等。

④白细胞分类的减少。

中性粒细胞减少见于伤寒、副伤寒、流感、疟疾、黑热病、再生障碍性贫血、慢性理化损伤、系统性红斑狼疮、脾功能亢进、极度严重感染、粒细胞缺乏等。

嗜酸粒细胞减少见于伤寒、副伤寒、大手术后、烧伤、应用激素后等。

嗜碱粒细胞减少见于速发型过敏性反应，如荨麻疹、过敏性休克、促肾上腺皮质激素反应等。

淋巴细胞减少见于传染病急性期、放射病、细胞免疫缺陷、应用肾上腺皮质激素、促肾上腺皮质激素后等。

3.血小板

（1）血小板正常值

主要测定血小板计数，成年人血小板正常值为每升（100～300）×10^9。

（2）血小板的变化

①生理性变化包括剧烈运动后血小板增高、饱餐后增高、冬季略增高；妇女月经前血小板降低；少年较成人血小板偏低；新生儿血小板数目较少，到3个月后至成人水平；静脉血的血小板略高于末梢血。

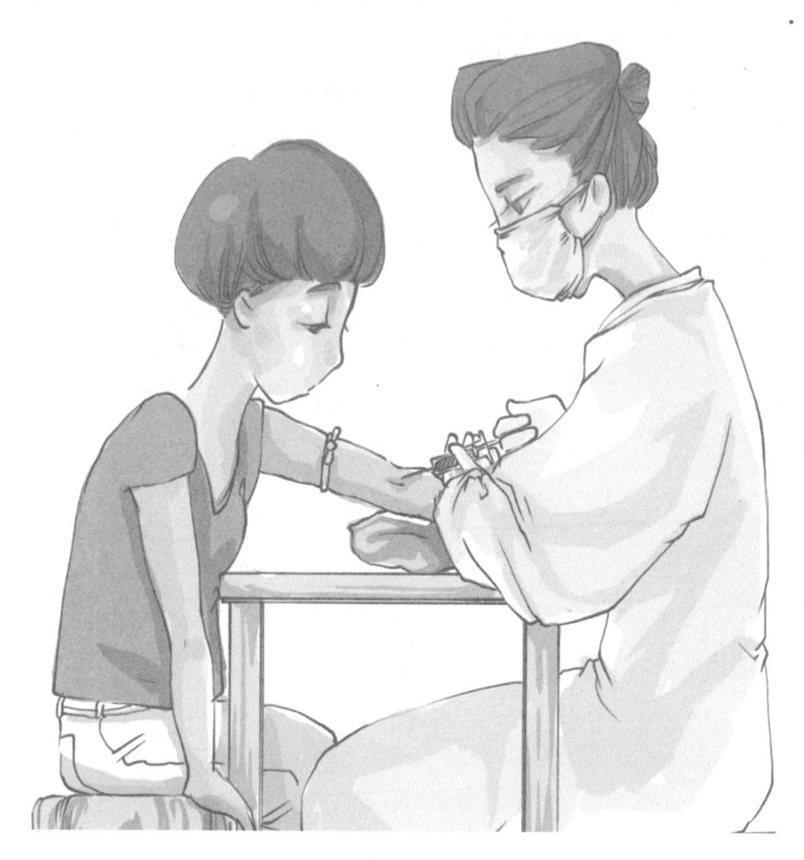

②病理性变化。

血小板降低见于血小板产生的减少，再生障碍性贫血、急性白血病、放射病、抗癌药物的应用；血小板破坏消耗的过多，特发性血小板减少性紫癜、脾功能亢进，弥散性血管内凝血、血栓性血小板减少性紫癜。

血小板增高见于慢性粒细胞白血病、多发性骨髓瘤、血小板增多症、真性红细胞增多症、恶性肿瘤的早期等。

4.红细胞沉降率（ESR）

（1）红细胞沉降率的正常值

红细胞沉降率，统称为“血沉”，男性1h末为0～15，女性1h末为0～20。

（2）血沉的增快

①生理性血沉增快见于12岁以下或60岁以上者、月经期、妊娠3个月以上等情况下，血沉可以加快。

②病理性血沉增快见于各种炎症性疾病、风湿热、结核病、急性心肌梗死、恶性肿瘤、慢性肾炎、肝硬化、多发性骨髓瘤、淋巴瘤、系统性红斑狼疮、亚急性感染性心内膜炎、黑热病等。此外，贫血、动脉粥样硬化、糖尿病、黏液水肿等血沉也会有轻度增快。

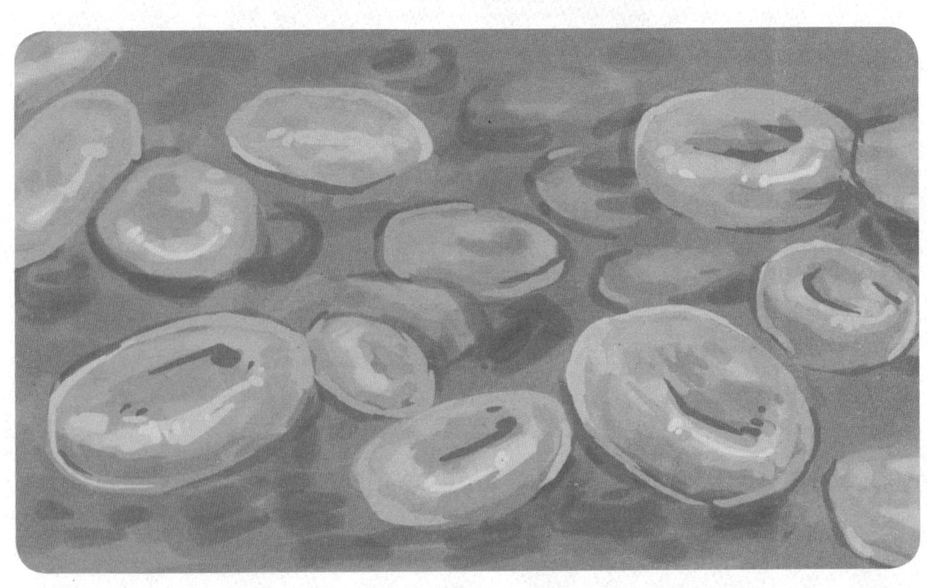

尿液的一般检查

1.尿液一般性状检查

（1）尿量

正常成人每24h尿量为1～1.5L（每千克体重每小时0.001L），5～14岁的人每24h尿量为0.65～1.4L。

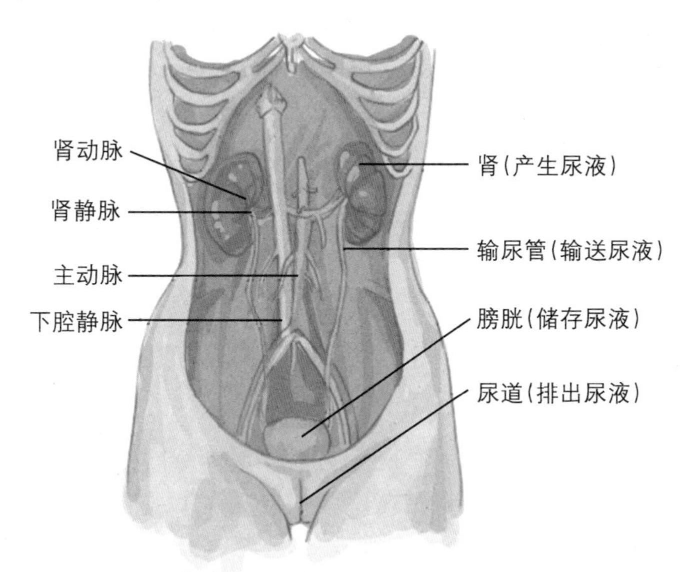

与产生尿液有关的器官

①多尿。

24h尿量超过2.5L为多尿。暂时性多尿见于饮水过多，大量食用有利尿作用的食物和饮料，使用利尿剂或静脉输液过多等。病理性多尿见于糖尿病、尿崩症、原发性醛固酮增多症、肾性肾盂肾炎、高血钙性肾病、脊髓痨、进行性麻痹、脑肿瘤等。

②少尿。

24h尿量少于400mL为少尿，少于100mL为无尿。病理性少尿见于脱水、严重腹泻、呕吐、大面积烧伤、高热、大出血、急性肾小球肾炎、急性肾盂肾炎、休克、心力衰竭、肾毒性物质损害等。

（2）尿外观

正常尿液由淡黄色到橘黄色，清晰透明。

①血尿是指尿内含有一定量的红细胞。每升尿内含血量超过1mL即

可看出，称为“肉眼血尿”。肉眼血尿可以是淡红色、洗肉水样或鲜血样，甚至混有血凝块，常见于肾结核、肾肿瘤、肾结石或尿道结石。泌尿系统感染性疾病也可引发血尿，如急性肾盂肾炎，某些出血性疾病也可引起。

将尿液离心沉淀后镜检，在每一个高倍镜视野内均可见到2～3个以上的红细胞，称为“镜下血尿”。出现镜下血尿，提示泌尿系统有病变存在。

②血红蛋白尿是指尿液呈现红色、棕色，甚至为黑色酱油样，镜检无红细胞。常见于血型不合的输血反应、严重烧伤、阵发性睡眠性血红蛋白尿症等。

③胆红素尿是指尿外观呈深黄色，振荡后泡沫呈黄色。尿内含有大量直接胆红素，在空气中放置较长一段时间后呈棕绿色，主要见于阻塞性黄疸及肝细胞性黄疸。

④乳糜尿是指尿外观呈不同程度的乳白色混浊，严重者似乳汁。大多数乳糜尿是由丝虫病引起的，少数由结核、肿瘤、胸腹手术等导致肾周围淋巴管受阻所致。

⑤脓尿是指尿外观呈不同的黄白色混浊或脓丝状。出现这种情况表明泌尿系统或其邻近器官存在感染性疾病，如急性肾盂肾炎、膀胱尿道炎、肾多发性脓肿、肾积脓、精囊炎、前列腺炎等。

⑥盐类结晶尿是指排出的新鲜尿液呈灰白色或淡粉红色颗粒状混浊，由于尿液含有大量盐类结晶所致。

（3）尿气味

正常尿液的气味来自尿中挥发性物质，尿液长时间放置后，尿素分解可出现氨臭味。新鲜尿液有氨味，常见于慢性膀胱炎和尿潴留等。此外，有机磷农药中毒者尿液有蒜臭味，糖尿病酮症酸中毒时尿液有烂苹果味，苯丙酮尿症患者尿液有老鼠尿臭味。

（4）酸碱反应

尿液的pH值约为6.5，在4.5～8.0之间波动。

受到膳食结构的影响，尿液的酸碱度有较大的生理性变化，以肉食为主者尿液偏酸性，以素食为主者尿液偏碱性。

①尿液偏酸（pH值降低）见于酸中毒、高热、痛风、糖尿病、口服氯化铵和维生素C等酸性药物。低血钾代谢性碱中毒时排反常性“酸

性尿”。

②尿液偏碱（pH值升高）见于碱中毒、尿潴留、膀胱炎、应用利尿剂、肾小管性酸中毒等。

（5）尿液比重

尿液的比重值为1.015～1.025，晨尿比重最高，婴幼儿尿比重偏低。

①尿比重增高见于糖尿病、急性肾小球肾炎、肾病综合征等。

②尿比重降低见于大量饮水、慢性肾小球肾炎、慢性肾衰竭、肾小管间质疾病、尿崩症等。

2.尿液化学检查

（1）尿蛋白

尿蛋白定性试验为阴性，定量试验为0～80mg/24h。

尿蛋白定性试验为阳性或定量试验超过150mg/24h，称为“蛋白尿”。

①生理性蛋白尿见于剧烈运动、发热、寒冷、精神紧张等。

②病理性蛋白尿见于由肾小球病变引起的蛋白尿，如肾小球肾炎、肾病综合征、糖尿病、高血压、系统性红斑狼疮、妊娠高血压综合征等；由肾小管病变引起的蛋白尿，如肾盂肾炎、间质性肾炎、肾小管性酸中毒、重金属中毒、肾移植术后。

（2）尿糖

尿糖定性试验为阴性，定量试验为0.56～5mmol/24h。

尿糖定性试验为阳性，称为“糖尿”。

①血糖增高性糖尿，发现糖尿后，再检查血糖，如果血糖升高，则为血糖增高性糖尿，最多见于糖尿病，也见于甲状腺功能亢进、嗜铬细胞瘤、肢端肥大症、肝硬化、胰腺炎、胰腺癌等。

②血糖正常性糖尿，又称为“肾性糖尿”，见于慢性肾炎、肾病综合征、间质性肾炎、家族性糖尿等。

③暂时性糖尿多见于应激性糖尿，如颅脑外伤、脑出血、急性心肌梗死、肾上腺素、高血糖素分泌过多、延髓血糖中枢受到刺激等。

3.显微镜检查

（1）细胞

①红细胞。玻片法平均0～3个/HP（高倍镜视野）。如果尿沉渣镜

检红细胞＞3个/HP，称为“镜下血尿”。

多形性红细胞（可以简单地理解为形状不规整的红细胞）＞80%，称为“肾小球源性血尿（以内科疾病为主的血尿）”，常见于急性肾小球肾炎、急进性肾炎、慢性肾炎、狼疮性肾炎等。

多形性红细胞＜50%，称为“非肾小球源性血尿（以外科疾病为主的血尿）”，常见于肾结石、泌尿系统肿瘤、肾盂肾炎、多囊肾、急性膀胱炎、肾结核等。

②白细胞和脓细胞。在炎症过程中死亡的白细胞，结构模糊，界限不清的称为“脓细胞”。玻片法平均0～5个/HP。

尿沉渣镜检白细胞或脓细胞数量较多，超过正常范围，提示泌尿系统感染，如肾盂肾炎、肾结核、膀胱炎或尿道感染。

多形性红细胞＞80%。

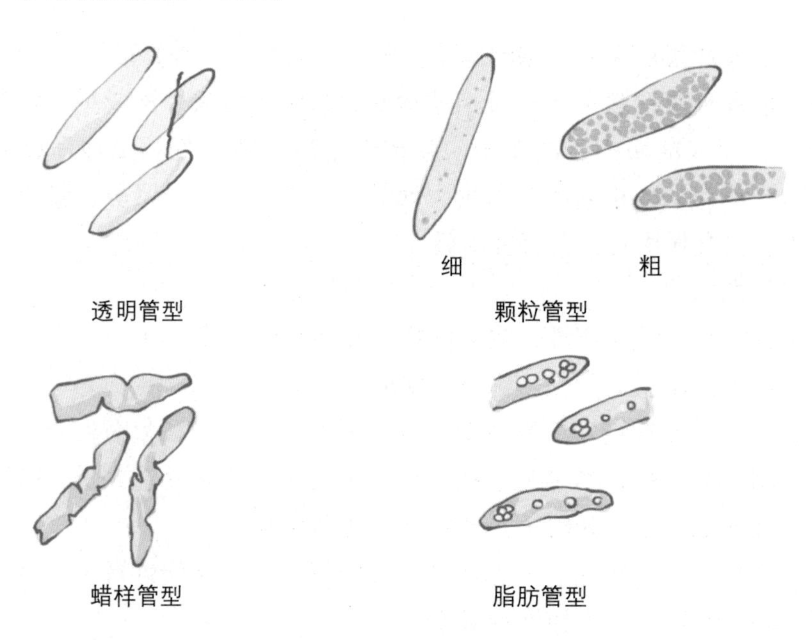

(2) 管型

管型是指蛋白质、细胞或碎片在肾小管、集合管中凝固而成的管状的蛋白聚体，种类较多，各有不同的临床意义。

①透明管型偶见于正常老年人、运动、劳动、发热等。在肾病综合征、慢性肾炎、恶性高血压和心力衰竭时可见该类现象增多。

②颗粒管型主要见于肾脏炎症性疾病，特别是慢性肾炎或急性肾小球肾炎。

③蜡样管型提示有严重的肾小管变性坏死，预后不良。

④脂肪管型常见于肾病综合征、慢性肾小球肾炎急性发作及其他肾小管损伤性疾病。

凝血功能检查

正常人体具有复杂而完整的止血机制，主要依赖于血管壁的功能、血小板的质和量、凝血因子活性等三方面的作用。

1.血管壁功能检查

(1) 毛细血管抵抗力试验

毛细血管抵抗力试验又称为“毛细血管脆性试验”或“束臂试验”。具体操作时可用血压计气带绑扎手臂，加压使静脉血流受阻，导致毛细血管负荷加大，毛细血管破裂，出现皮肤出血点。根据出血点的多少来衡量毛细血管脆性。在5cm直径的圆圈内新出现的出血点，男性低于5个，儿童和女性低于10个。

新的出血点超过正常范围上限，为阳性，见于遗传性出血性毛细血管扩张症、过敏性紫癜、血管性血友病、维生素C缺乏症、肝硬化等。

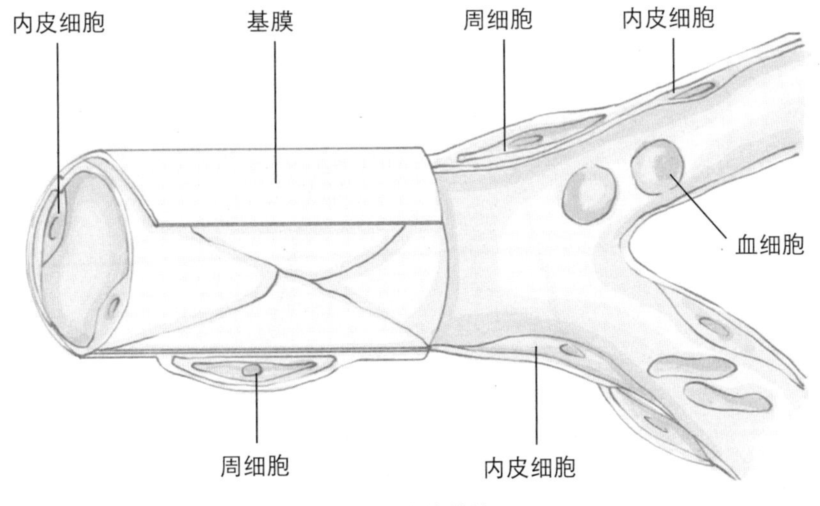

毛细血管的结构

（2）出血时间测定

将皮肤刺破后，让血液自然流出到自然停止所需的时间，称为“出血时间（BT）”。正常参考值为6.9±2.1min，超过9min为异常。

出血时间延长见于血小板明显减少、血小板功能异常、严重缺乏血浆某些凝血因子（血管性血友病、弥散性血管内凝血、遗传性出血性毛细血管扩张症）、药物影响（服用阿司匹林）等。

2.血小板检查

（1）血小板计数

详见血液一般检查的血小板检查。

（2）血块收缩试验（CRT）

在富含血小板的血浆中加入钙离子和凝血酶，使血浆凝固形成凝块。血小板收缩蛋白使血小板伸出伪足，伪足前端连接到纤维蛋白束上，当伪足向心性收缩，使纤维蛋白网眼缩小，检测析出血清的容积可反映血小板血块收缩能力。

在正常情况下，采用凝块法，血块收缩率（%）为65.8%±11.0%。血块收缩时间（h）为2h开始收缩，18～24h完全收缩。

①血小板减低（<40%）见于特发性血小板减少性紫癜、血小板增

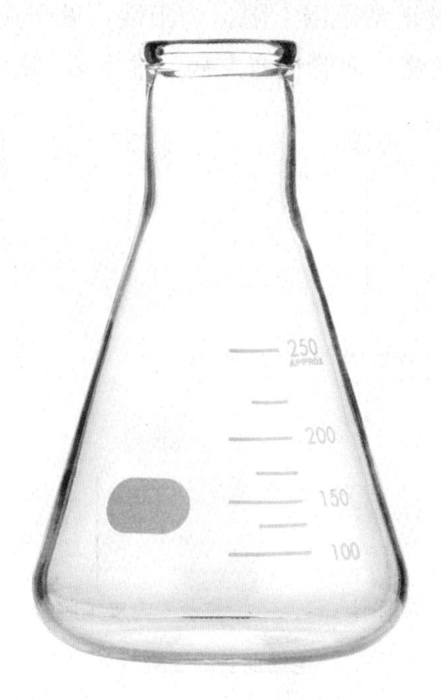

多症、血小板无力症、红细胞增多症、低纤维蛋白原血症、多发性骨髓瘤等。

②血小板增高见于先天性和获得性因子Ⅷ缺陷症。

3.凝血因子检查

(1) 凝血时间测定

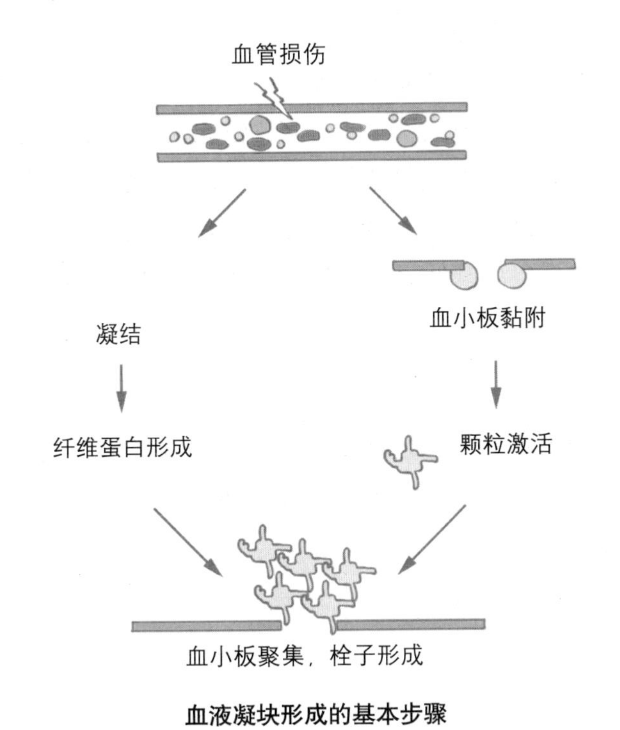

血液凝块形成的基本步骤

一般采用试管法，将静脉血放入试管中，观察自采血开始至血液凝固所需的时间。这个时间能够反映内源凝血系统的凝血过程。

一般试管法的正常凝血时间为4～12min，硅管法的正常凝血时间为15～32min，塑料管法的正常凝血时间为10～19min。

①凝血时间延长见于因子Ⅷ、因子Ⅸ、因子Ⅺ明显减少，凝血酶原、因子Ⅴ、因子Ⅹ重度减少，纤维蛋白原严重减少，应用了肝素等。

②凝血时间缩短见于高凝状态。

(2) 血浆凝血酶原时间测定

在被检的血浆中加入钙离子和组织因子，观察血浆的凝固时间，这是外源凝血系统较为敏感的常用方法。

一般采用手工法的血浆凝固时间为11～13s，凝血酶原时间比值为1.0±0.05（0.82～1.15）s，国际正常化比值为1.0±0.1。

①血浆的凝固时间延长见于先天性凝血因子Ⅰ、先天性凝血因子Ⅱ、先天性凝血因子Ⅴ、先天性凝血因子Ⅶ、先天性凝血因子Ⅹ缺乏。

②血浆的凝固时间缩短见于血液高凝状态。

（3）血浆纤维蛋白原测定

在受检血浆中加入一定量的凝血酶，通过比浊原理计算纤维蛋白原的含量。一般采用凝血酶比浊法的血浆纤维蛋白原正常值为2～4g/L。

①血浆纤维蛋白原增高见于糖尿病、急性心肌梗死、风湿热、急性肾小球肾炎、肾病综合征、多发性骨髓瘤、休克等。

②血浆纤维蛋白原减低见于原发性纤溶症、重症肝炎、肝硬化等。

肝功能及血脂检查

肝脏是人体内最大的实质性腺体器官，功能繁多。与临床关系密切的功能包括代谢功能、解毒功能和分泌与排泄功能等三项。我们进行肝功能检查，也主要是从这三方面入手：

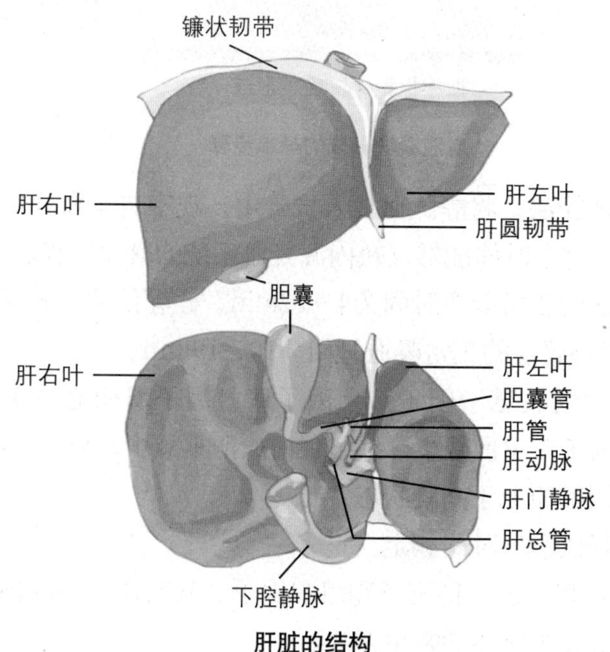

肝脏的结构

1.肝脏的代谢功能检查

（1）蛋白质代谢功能检查

蛋白质代谢功能检查血清总蛋白（TP）、白蛋白（A）、球蛋白（G）、白蛋白/球蛋白比值（A/G）测定。

正常参考值为总蛋白60～80g/L、白蛋白35～55g/L、球蛋白20～30g/L（总蛋白－白蛋白＝球蛋白）、白蛋白/球蛋白比值（A/G）为（1.5∶1）～（2.5∶1）。

①白蛋白降低见于肝细胞病变、蛋白质丢失过多、蛋白质摄入不足、慢性疾病消耗，如恶性肿瘤。

②球蛋白增高见于慢性肝脏病、结缔组织病、慢性感染性疾病、恶性疾病。

③如果A/G<1，则表明有慢性肝损害；如果A/G比值持续倒置，则表明预后较差。

（2）脂类代谢功能检查

①血清总胆固醇（TC）。

儿童血清总胆固醇的正常值为3.1～5.2mmol/L，成人血清总胆固醇的正常值为2.9～6.0mmol/L。

总胆固醇包括游离胆固醇和胆固醇酯，肝脏是合成和贮存的主要器官。

胆固醇>6.2mmol/L为高胆固醇血症，是导致冠心病、心肌梗死、动脉粥样硬化的高度危险因素之一。高胆固醇饮食、糖尿病、肾病综合征、甲状腺功能减退，可见胆固醇升高。

血清总胆固醇降低见于严重肝脏疾病、严重营养不良、严重贫血。

②甘油三酯（TG）。

成人甘油三酯的正常值为0.56～1.7mmol/L。

甘油三酯又称为“三酸甘油酯”，直接参与胆固醇及胆固醇酯的合成。

甘油三酯增高见于动脉粥样硬化、肾病综合征、糖尿病、胰腺炎、脂肪肝等。妊娠和口服避孕药也可引起甘油三酯增高。

（3）胆红素代谢功能检查

①血清总胆红素（TB）测定。

成人血清总胆红素正常值为3.4～17.1mmol/L。

判断有无黄疸和黄疸程度，隐性黄疸为17.1～34.2mmol/L，轻度黄疸为34.2～171mmol/L，中度黄疸为171～342mmol/L，重度黄疸为大于342mmol/L。

根据黄疸程度推断黄疸病因：溶血性黄疸为小于85.5mmol/L，肝细胞性黄疸为17.1～171mmol/L，完全梗阻性黄疸为大于342mmol/L。

②结合胆红素（DB）和非结合胆红素（IDB）测定。

结合胆红素（DB）正常值为0～6.8mmol/L，非结合胆红素（IDB）正常值为1.7～10.2mmol/L。

根据结合胆红素与非结合胆红素比值，鉴别黄疸类型：结合胆红素/非结合胆红素＜0.2，表明溶血性黄疸；结合胆红素/非结合胆红素0.2～0.5，表明肝细胞性黄疸；结合胆红素/非结合胆红素＞0.5，表明梗阻性黄疸。

2.肝脏的解毒（生物转化）功能检查

（1）血清酶及同工酶检查

①丙氨酸氨基转移酶（ALT）。

丙氨酸氨基转移酶正常值为4～40μ/L，丙氨酸氨基转移酶同工酶（m-ALT）占丙氨酸氨基转移酶的7%～13%。

丙氨酸氨基转移酶显著增高见于各种肝病，丙氨酸氨基转移酶同工酶对估计肝坏死及预后有意义。

②天门冬氨酸氨基转移酶（AST）。

天门冬氨酸氨基转移酶正常值为＜40μ/L，m-AST占AST的9%～16.5%。

天门冬氨酸氨基转移酶显著增高见m-AST。

③碱性磷酸酶（ALP）。

碱性磷酸酶正常值为40～110μ/L，儿童＜250μ/L。

碱性磷酸酶显著增高见于肝胆系统疾病，以及各种肝内、外胆管阻塞性疾病；另外，累及肝实质细胞的肝胆疾病（肝炎、肝硬化）碱性磷酸酶也增高。

肾功能检查

肾脏的主要功能是生成尿液，主要结构包括肾小球和肾小管两部分。肾小球具有滤过功能，滤过出的“原尿”进入肾小管，在肾小管内经过重吸收浓缩形成尿液，经尿路排出。

肾单位结构

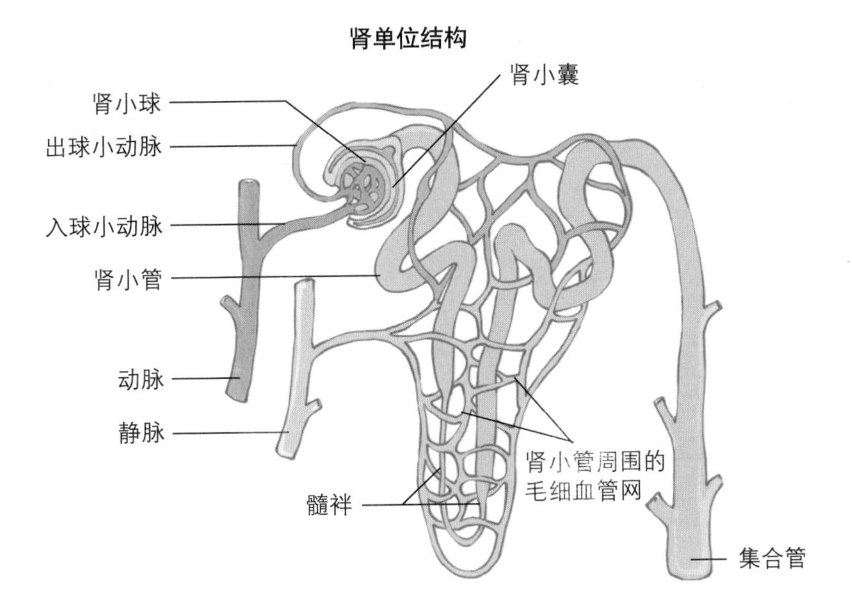

1.肾小球功能检查

(1) 血清肌酐（Scr）测定

全血肌酐正常值为88.4～176.8μmol/L；男性血清或血浆肌酐正常值为53～106μmol/L，女性血清或血浆肌酐正常值为44～97μmol/L。

(2) 血尿素氮（BUN）测定

成人血尿素氮正常值为3.2～7.1mmol/L，儿童血尿素氮正常值为1.8～6.5mmol/L。

以上两项检查结果显示，如果检查结果呈升高状态，则表明肾小球滤过功能减退，见于急性或慢性肾衰竭、肾小球肾炎、肾盂肾炎、肾肿瘤等。两项检查指标比较，血清肌酐比血尿素氮更敏感、更重要。

2.肾小管功能检查

(1) 尿渗透压测定

尿渗透压单位为mOsm/kg · H_2O。

正常人禁饮后，尿渗透压平均为800mOsm/kg · H_2O，血浆渗透压平均为300mOsm/kg · H_2O，尿/血浆渗透压比值为（3～4.5）：1。

（2）尿比重测定

正常尿的比重值在1.015～1.025之间。

①尿渗透压测定结果＜300mOsm/kg · H_2O称为“低渗尿”，或尿/血浆渗透压比值小于1，均表明肾小管浓缩功能障碍，见于慢性肾盂肾炎、多囊肾、慢性肾炎后期，以及急性肾衰竭、慢性肾衰竭累及肾小管。

②尿比重低于正常值，常以尿比重来衡量肾脏浓缩稀释功能，尿比重＜1.010为低渗尿。如果同时伴有夜尿增多及尿比重没有1次大于1.018或昼尿比重差值小于0.009，则表明肾小管稀释-浓缩功能严重受损，见于尿崩症、慢性肾炎、慢性肾衰竭时。

胰腺功能检查

1.外分泌功能检查

（1）淀粉酶（AMY）及其同工酶

胰腺的结构

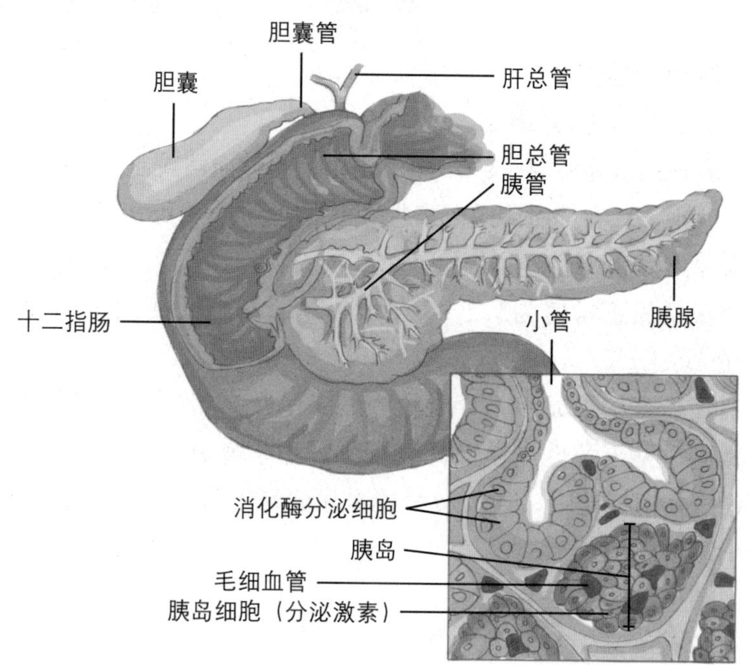

淀粉酶主要是由胰腺分泌的淀粉水解酶，腮腺也分泌一部分淀粉酶含于唾液中。淀粉酶同工酶有来自胰腺的P（P–AMS），也有来自腮腺的S（S–AMS）。

一般采用染色淀粉法测得淀粉酶（AMY）的正常值为活性760～145U/L；同工酶S–AMS正常值为45%～70%，P–AMS正常值为39%～55%。

①活性增高主要见于胰腺炎、胰腺癌，其次见于腮腺炎、溃疡穿孔、肠梗阻、胆囊炎、酒精中毒等。

②活性降低见于胰腺组织严重损坏，如急性出血性坏死性胰腺炎、慢性胰腺炎、胰腺癌等。

（2）脂肪酶（LPS）

脂肪酶主要由胰腺分泌，脂肪酶可被肾小管全部重吸收，尿中无脂肪酶。

一般采用比色法测得脂肪酶的正常值<79U/L。

①活性增高主要见于胰腺疾病，如急性胰腺炎。

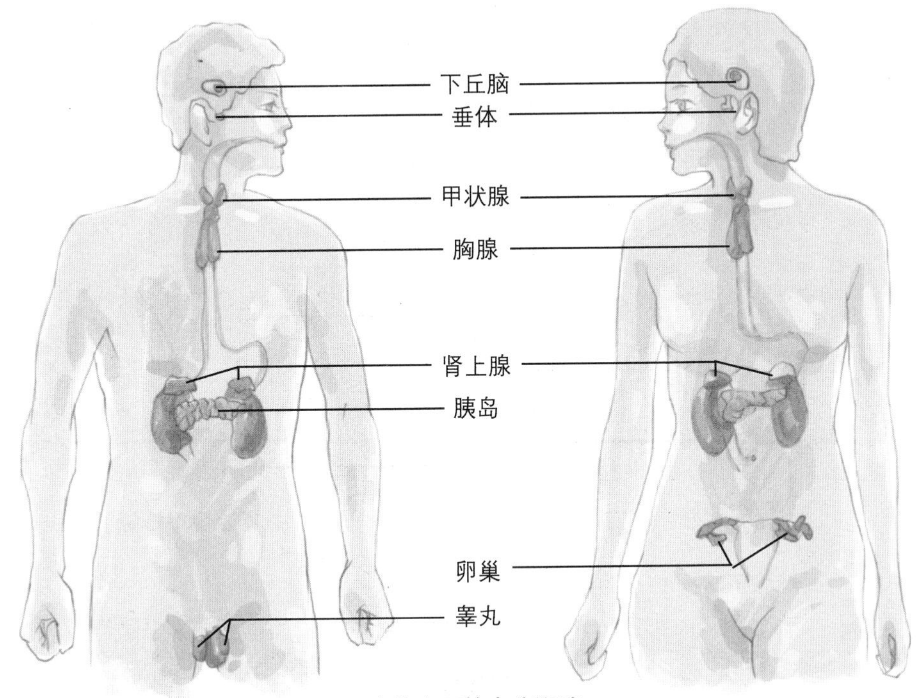

人体主要的内分泌腺

②活性降低见于胰腺癌、胰腺结石造成的胰腺导管阻塞，以及胰腺纤维化等。

2.内分泌功能检查

(1) 胰岛素

胰岛素属于胰腺的内分泌物质，由胰岛的B细胞分泌，具有促进合成代谢、调节血糖浓度的功能。

临床常用的胰岛素检验有两种方法：

①空腹胰岛素测定：10～20mU/L，胰岛素（U/L）/血糖（mg/dL）<0.3。

②胰岛素释放试验：口服葡萄糖后胰岛素高峰出现于30min至1h，峰值为空腹胰岛素的5～10倍，2小时胰岛素<30mU/L，3小时后达到空腹水平。

血清胰岛素检测和胰岛素释放试验主要用于糖尿病的分型诊断及低血糖的诊断与简便诊断。

甲状腺功能检查

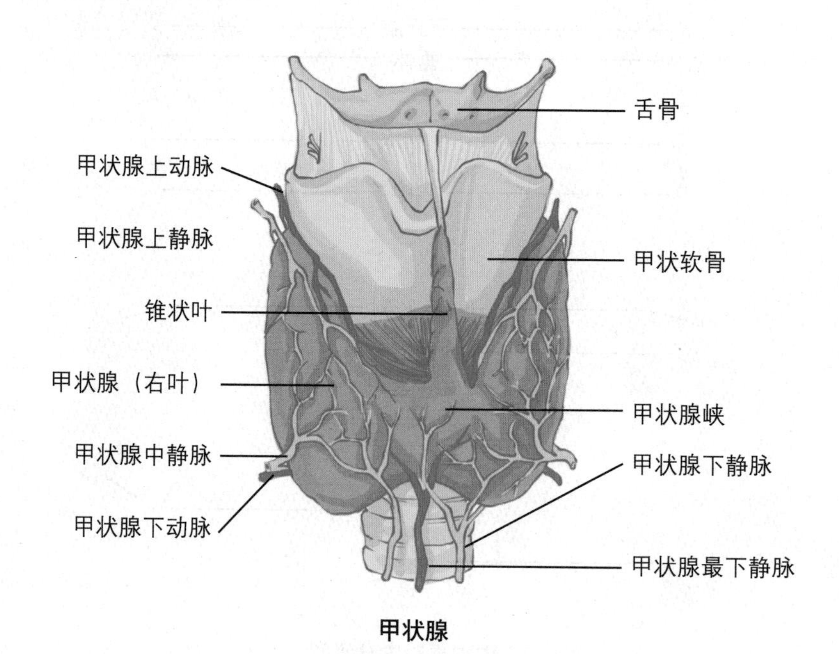

甲状腺

甲状腺分泌甲状腺素，检查甲状腺功能主要依靠对甲状腺素的检测。

1.甲状腺素和游离甲状腺素的测定

甲状腺素含有四碘甲状腺原氨酸，用T_4表示。99.5%T_4与蛋白质结合，仅有0.5%为游离型，这部分用FT_4表示。

$T_4+FT_4=TT_4$

TT_4正常值为65～155mmol/L，FT_4正常值为10.3～25.7Pmol/L。

①TT_4增高主要见于甲状腺功能亢进症，其次见于妊娠、严重感染、心功能不全、肝脏疾病、肾脏疾病等。

②TT_4减低主要见于甲状腺功能减退症，其次见于糖尿病酮症酸中毒、恶性肿瘤、心力衰竭等。

③FT_4的临床意义基本与TT_4一致，所不同的是FT_4很少受其他因素影响，所以要比TT_4更稳定，更有意义。

2.三碘甲状腺原氨酸和游离三碘甲状腺原氨酸的测定

T_4在肝脏和肾脏中经过脱碘转变为T_3（三碘甲状腺原氨酸）。T_3的含量是T_4的1/10，其生理活性为T_4的3～4倍。

$T_3+FT_3=TT_3$

TT_3正常值为1.6～3mmol/L，FT_3正常值为 6～11.4Pmol/L。

①TT_3增高。TT_3是诊断甲状腺功能亢进症最灵敏的指标，甲状腺功能亢进症时TT_3可高出正常人4倍，而T_4仅高出2.5倍。

②TT_3减低。甲状腺功能减退症时TT_3减低，但是由于甲状腺仍有产生T_3的能力，所以T_3减少不明显。因此，T_3不是诊断甲状腺功能减退的灵敏指标。

③FT_3增高。对诊断甲状腺功能亢进症非常敏感，在早期或具有复发前兆时，FT_3可明显增高。

3.促甲状腺激素的测定

促甲状腺激素（TSH）是腺垂体分泌的重要激素，可以刺激甲状腺细胞的发育、合成与分泌甲状腺激素，是诊断甲状腺功能减退的最重要指标。促甲状腺激素分泌的多少，受到甲状腺素的负反馈调节。

促甲状腺激素正常值为2～10mU/L。

①促甲状腺激素增高见于原发性甲状腺功能减退症。

②促甲状腺激素减低见于甲状腺功能亢进症、继发性甲状腺功能减退。肢端肥大症时，促甲状腺激素减少。

糖尿病的化验检查

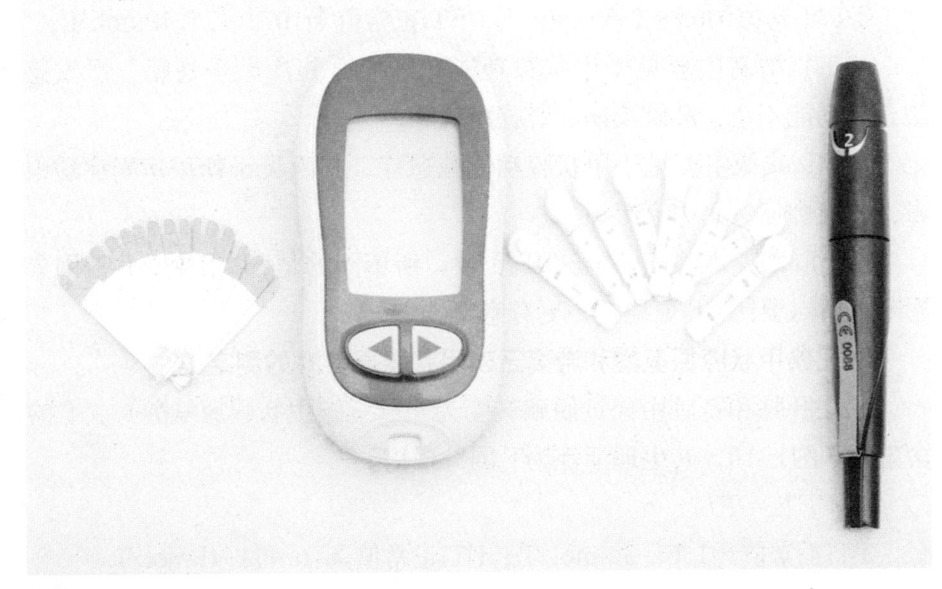

血糖仪

1.血糖

①空腹血糖正常范围为3.9～6.1mmol/L，如果空腹血糖≥7mmol/L可诊断为糖尿病。

②随意血糖正常范围为6.5～11mmol/L，如果随意血糖≥11.1mmol/L可诊断为糖尿病。

③口服葡萄糖耐量试验（OGTT）2小时血糖浓度≥11.1mmol/L可诊断糖尿病。

2.糖化血红蛋白（HbALc）

糖化血红蛋白正常值为4.5%～6.1%。

糖化血红蛋白反映近6～8周的血糖水平，是监测糖尿病血糖控制的金标准。如果糖化血红蛋白＜7%，基本达到治疗目的；如果糖化血红蛋白＞8%，则必须调整或重新制订治疗计划。

3.果糖胺/糖化血清蛋白（GSP）

果糖胺/糖化血清蛋白正常值为1.08～2.1mmol/L。

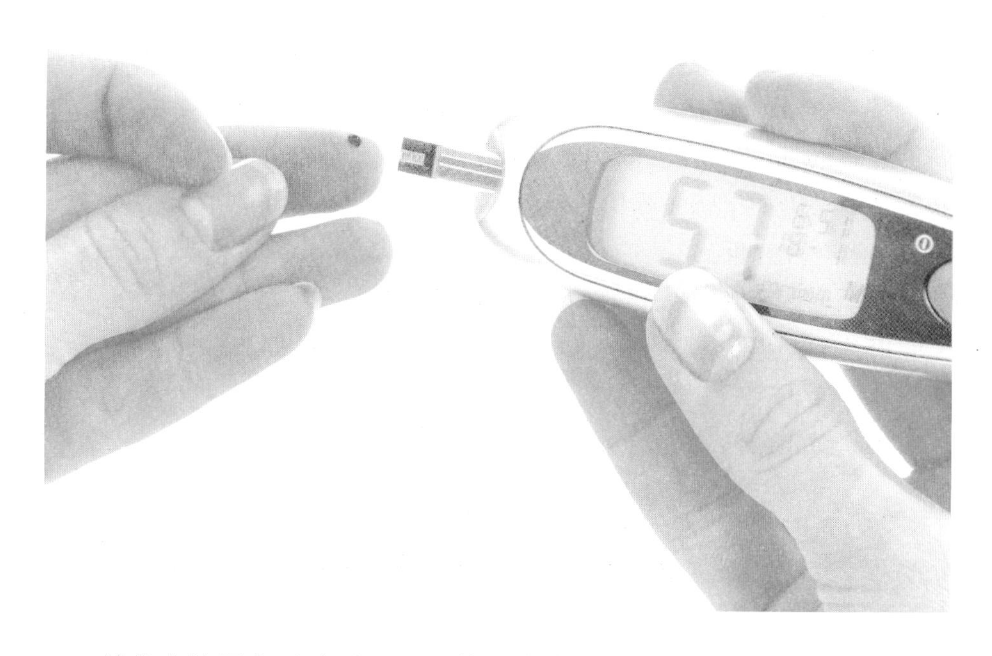

糖化血清蛋白反映近2～3周的血糖控制情况，用于糖尿病的疗效判断及并发症的预防。

4.胰岛自身抗体（ICA）

在新发生I型糖尿病患者体内，胰岛细胞抗体阳性率为80%～90%，正常人仅为0.5%，可用以诊断糖尿病并予以分型。

5.C肽释放试验

空腹C肽正常值为5～20μU/mL。

在进行口服葡萄糖耐量试验（OGTT）时，采血检测C肽，称为“C肽释放试验”。接受胰岛素治疗的患者测定C肽更能精确地判断β细胞分泌功能，对糖尿病的分型、治疗和预后估计均有重要意义。

缺钙的化验检查

1.血钙

血清蛋白浓度正常时，血清钙低于2.2mmol/L（8.5mg/dL）为低钙血症。如果临床表现有明确低钙症状，则血总钙值一般≤1.88mmol/L（7.5mg/dL），血游离钙≤0.95mmol/L（3.8mg/dL）。

2.甲状旁腺激素

甲状旁腺激素多数低于正常，也可以在正常范围，低钙血症对甲状旁腺是一个强烈刺激，当血总钙≤1.88mmol/L（7.5mg/dL），血甲状旁腺激素（PTH）应增加5～10倍。低钙血症时，血甲状旁腺激素在正常范围，仍属甲状旁腺功能减退。测血甲状旁腺激素时，应同时测血钙，二者一并分析。

3.25–羟基维生素D和1.25–二羟基维生素D

25–羟基维生素D是维生素D在人体内的主要形式，1.25–二羟基维生素D是维生素D在人体内的活性形式。维生素D缺乏时同时存在25–羟基维生素D的不足，二者在维生素D缺乏分级中同时显示出来。

维生素缺乏与25–羟基维生素D的关系

维生素 D缺乏分级	25–羟基维生素D（mmol/L）
轻度缺乏	25～50
中度缺乏	12.5～25
重度缺乏	＜12.5

4.24小时尿钙排量

当血清钙＜1.75mmol/L时，尿钙5～7.5mmol/d或＜0.5mmol/d，正常值为2.5～7.5mmol/d。

5.血磷和碱性磷酸酶

多数低钙者血磷增高，部分正常。血碱性磷酸酶正常或稍低，没有骨质疏松者多数正常。

贫血的化验检查

临床上以血红蛋白（Hb）的浓度来判定贫血。

1.贫血的诊断标准

世界卫生组织制订的贫血诊断标准为：

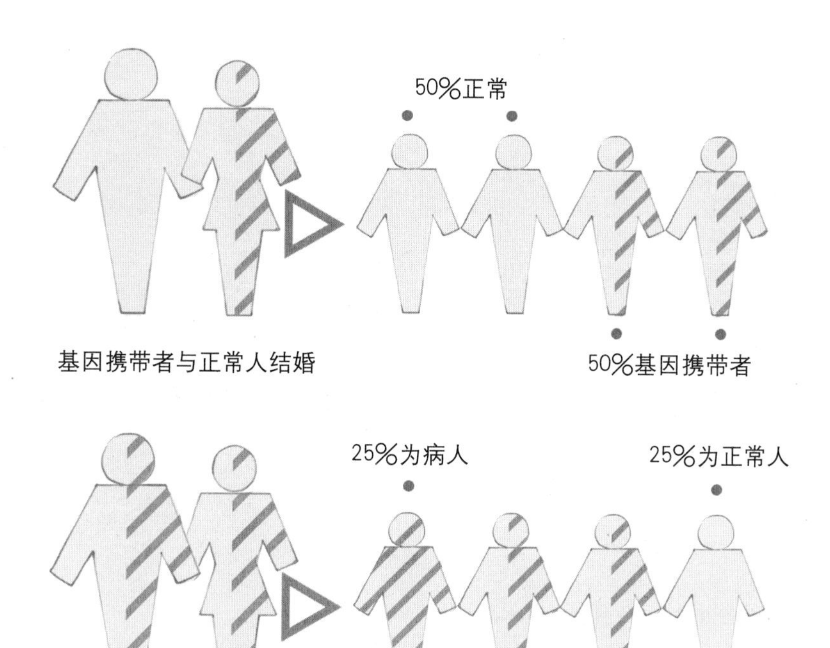

地中海贫血遗传模式图

6个月到小于6岁儿童为110g/L，6～14岁儿童为120g/L，成人男性为130g/L，成人女性为120g/L，孕妇为110g/L，低于上述水平即为贫血。

我国目前执行的贫血诊断标准为：成人男性＜120g/L，成人女性＜110g/L，孕妇＜100g/L。

2.红细胞平均数值——形态分类

（1）平均红细胞体积（MCV）

平均红细胞体积正常值为82～95fl。

（2）平均红细胞血红蛋白含量（MCH）

平均红细胞血红蛋白含量正常值为27～31pg。

（3）平均红细胞血红蛋白浓度（MCHC）

平均红细胞血红蛋白浓度正常值为320～360g/L。

根据以上检查项目，对贫血进行形态学分类，以及对鉴别诊断有一定意义。

贫血的形态学分类鉴定

贫血形态与分类	MCV(fl)	MCH(pg)	MCHC(g/L)	病因
大细胞性贫血	＞100	＞31	320～360	叶酸或（和）维生素B_{12}缺乏引起，巨幼细胞性贫血
正细胞性贫血	82～95	27～31	320～360	急性失血性贫血，急性溶血性贫血、再生障碍性贫血、白血病
单纯小细胞性贫血	＜80	＜27	320～360	慢性感染、炎症、肝病、尿毒症、肿瘤、风湿性疾病
小细胞低色素贫血	＜80	＜27	＜320	缺铁性贫血、地中海性贫血、铁粒幼细胞性贫血

3.红细胞平均直径（MCD）

红细胞平均直径正常值为6～9 μm，平均直径为7.2 μm。

红细胞平均直径增大见于巨幼细胞性贫血及恶性贫血。

红细胞平均直径减小见于缺铁性贫血、地中海性贫血、铁粒幼细胞性贫血及慢性感染、慢性中毒、慢性失血等引起的贫血。

4.红细胞容积分布宽度（RDW）

红细胞容积分布宽度是反映血液中红细胞体积变异的参数，在贫血时发生改变，正常值为11.5%～14.5%。

平均红细胞体积（MCV）和红细胞容积分布宽度两项指标，可用于贫血的形态学分类。

贫血的形态学分类

贫血形态与分类	MCV	RDW	举例
大细胞均一性贫血	增大	正常	慢性再生障碍性贫血
大细胞不均一性贫血	增大	增大	巨幼细胞性贫血、恶性贫血
正细胞均一性贫血	正常	正常	急性失血，再生障碍性贫血
正细胞不均一性贫血	正常	增大	早期缺铁性贫血，急性溶血性贫血
小细胞均一性贫血	减小	正常	轻型地中海性贫血
小细胞不均一性贫血	减小	增大	缺铁性贫血

5.网织红细胞计数（RC）

网织红细胞是晚幼红细胞脱核后的年轻红细胞，由骨髓进入血液，经24～48h成熟为成熟的红细胞。用网织红细胞可以判断骨髓增生情况。成人网织红细胞正常值为0.5%～1.5%，网织红细胞的绝对值为每升（24～48）$\times 10^9$。

网织红细胞增多见于溶血性贫血、急性失血性贫血。缺铁性贫血在治疗后，网织红细胞可逐渐增多。

网织红细胞减少见于再生障碍性贫血、急性白血病，以及由某些化学药物引起的骨髓造血功能减退。

6.缺铁性贫血（IDA）的检查指标

（1）血象

平均红细胞体积＜80fl，正常值为82～95fl。

平均红细胞血红蛋白含量＜27pg，正常值为27～31pg。

平均红细胞血红蛋白浓度＜320g/L，正常值为320～360g/L。

血片中可见红细胞体积小，中央淡染区扩大。网织红细胞正常或轻度增高，白细胞和血小板正常或减低。

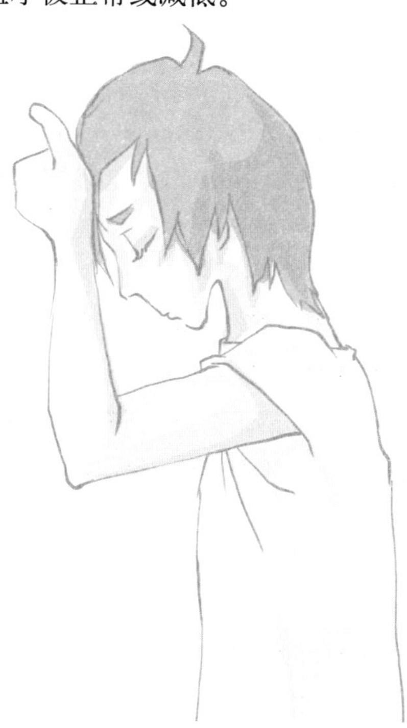

（2）骨髓象

骨髓增生活跃，以红系增生为主，粒系和巨核系无明显异常。在红系中，以中、晚幼红细胞为主，其体积小、核染色致密、胞浆少偏蓝色，边缘不整齐，血红蛋白形成不良，呈“核老浆幼”现象。

（3）铁代谢

血清铁低于8.95μmol/L，总铁结合力大于64.44μmol/L，转铁蛋白饱和度降低，小于15%，血清铁蛋白低于12μg/L。

骨髓涂片用亚铁氰化钾染色后，在骨髓小粒中无深蓝色的含铁血黄素颗粒，幼红细胞内铁小粒减少或消失，铁粒幼红细胞少于15%。

7.巨幼细胞贫血（MA）的检查指标

（1）血象

平均红细胞体积增高，大于95fl，正常值为82～95fl。

平均红细胞血红蛋白含量增高，大于31pg，正常值为27～31pg。

平均红细胞血红蛋白浓度正常值为320～360g/L。

血片中可见红细胞大小不等，中央淡染区消失，网织红细胞正常，可见大椭圆形红细胞、点彩红细胞，中性粒细胞分叶过多，呈巨杆状核粒细胞。

（2）骨髓象

骨髓增生活跃或明显活跃，骨髓铁染色增多，造血细胞出现巨幼变。胞体大、核大，核染色质疏松细致，胞浆较胞核成熟，呈“核幼浆老”现象。粒系中可见巨中、晚幼粒细胞，成熟粒细胞分叶过多，巨核细胞体积大，分叶过多。

（3）血清维生素B_{12}、叶酸和红细胞叶酸含量测定

血清维生素B_{12}，低于74Pmol/L（100ng/mL），正常值>100ng/mL。

血清叶酸缺乏，低于6.8mmol/L（3ng/mL），正常值<3.5μg/L。

红细胞叶酸低于227nmol/L（100ng/mL），正常值>100μg/L。

血脂及脂蛋白检查

1.血清总胆固醇（TC）的测定

总胆固醇包括游离胆固醇和胆固醇酯。胆固醇是合成肾上腺皮质激

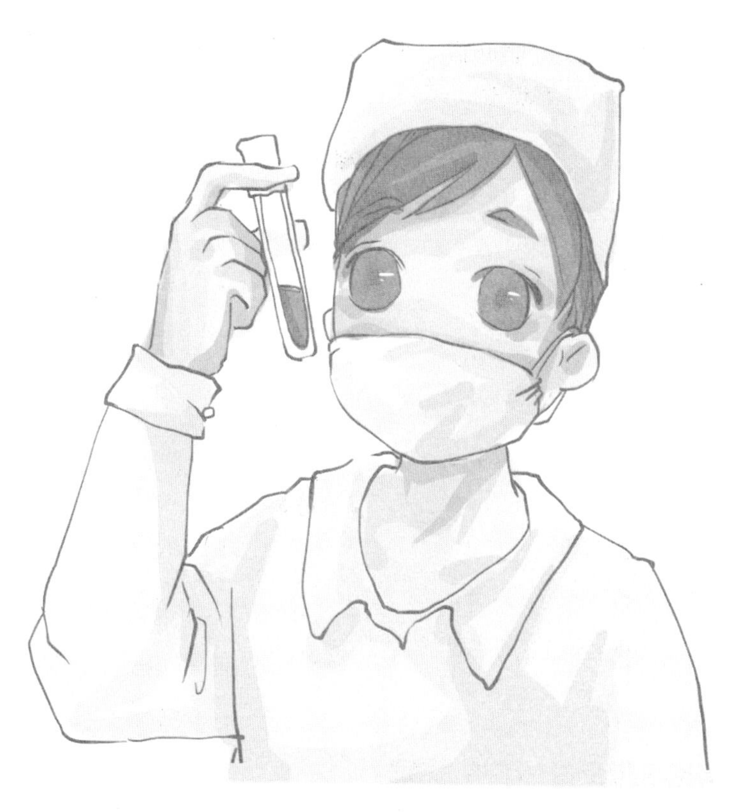

素、性激素、胆汁酸和维生素D等生理活性物质的重要原料，也是构成细胞膜的主要成分。血清浓度可作为脂代谢的指标。

儿童血清总胆固醇正常值为3.1～5.2mmol/L，成人血清总胆固醇正常值为2.9～6.0mmol/L。成人理想胆固醇值＜5.2mmol/L。

①血清总胆固醇增高。胆固醇＞6.2mmol/L为高胆固醇血症，这是导致冠心病、心肌梗死、动脉粥样硬化的高度危险因素之一。高胆固醇饮食、糖尿病、肾病综合征、甲状腺功能减退可引起胆固醇升高。

②血清总胆固醇降低见于严重肝病、营养不良、严重贫血等。

2.血清甘油三酯（TG）的测定

甘油三酯，又称为三酸甘油酯，直接参与胆固醇及胆固醇酯的合成，也是机体贮存能量的形式。

男性血清甘油三酯正常值为0.45～1.18mmol/L，女性血清甘油三酯正常值为0.4～1.53mmol/L。

血清甘油三酯增高见于动脉粥样硬化、肾病综合征、原发性高脂血症、糖尿病、胰腺炎、脂肪肝、阻塞性黄疸等疾病。妊娠和口服避孕药也可引起血清甘油三酯增高。

动脉粥样硬化

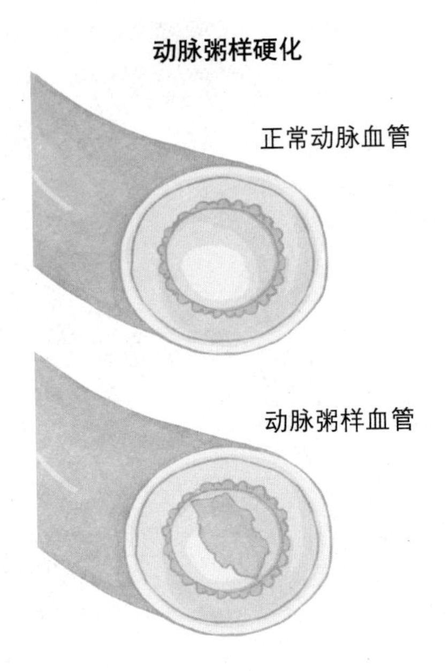

3.高密度脂蛋白（HDL）测定

高密度脂蛋白可将胆固醇从肝外组织转运到肝脏进行代谢，从而使外周组织中衰老的细胞膜中的胆固醇转运至肝脏代谢，并以胆汁形式排出体外。因此，高密度脂蛋白被称为“抗动脉硬化的保护因子”。

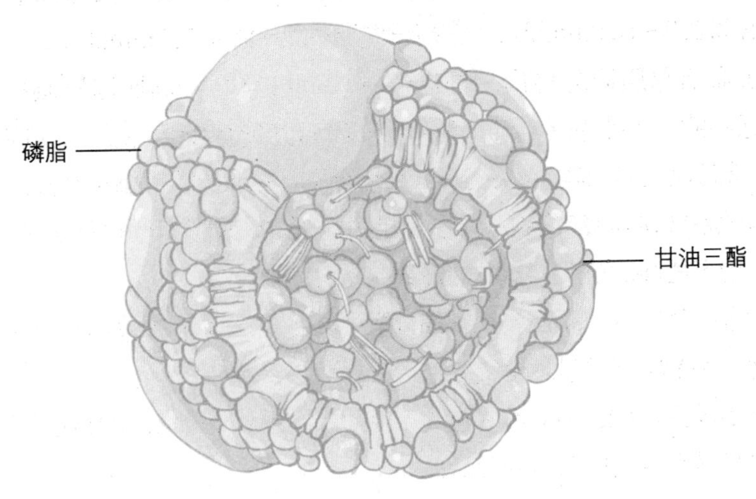

高密度脂蛋白

男性高密度脂蛋白正常值为1.14～1.76mmol/L，女性高密度脂蛋白正常值为1.22～1.91mmol/L。

高密度脂蛋白正常值<0.9mmol/L，胆固醇>6.2mmol/L，是导致冠心病、心肌梗死、动脉粥样硬化的危险因素之一。慢性肝病、肝硬化、冠心病、慢性肾功能不全等，可引起高密度脂蛋白正常值降低。

4.低密度脂蛋白（LDL）测定

低密度脂蛋白又称为“β脂蛋白”。目前认为，低密度脂蛋白与高密度脂蛋白，在维持胆固醇代谢中的作用是相反的。在脂肪代谢紊乱时，低密度脂蛋白可明显升高。

低密度脂蛋白正常值为2.1～3.1mmol/L。

低密度脂蛋白≥4.14mmol/L是导致冠心病发生的高度危险因素之一。动脉粥样硬化、冠心病、脑血管疾病等，可引起低密度脂蛋白升高。

影像学检查常用指标

X线影像学基本原理

X线检查常用于胸部、骨骼、腹部疾病的诊断。X线是波长极短，肉眼看不见的电磁波。它之所以能使人体组织结构成像，除了具有穿透性、荧光效应和感光效应外，还基于人体组织结构之间有密度和厚度的差别，使荧光显像产生对比，形成黑白不同的影像。X线照射人体可产生一定的生物效应，超过容许照射量，可发生放射反应，对人体造成一定程度的损伤。在检查过程中应重视防护，避免不必要的照射。

X线影像学读片基本知识

1.胸部X线片读片基本知识

（1）呼吸系统

①基本解剖知识。

胸廓包括软组织的影像（胸锁乳突肌、锁骨上皮肤皱褶、胸大肌、女性乳房和乳头、第一二肋骨伴随阴影）和骨骼的影像（肋骨、锁骨、肩胛骨、胸骨和胸椎）。

肺野为方便定位，从肺门至肺野外围平均分成三等分，称为内带、中带和外带。沿第2肋骨和第4肋骨的前端下缘分别划一条水平线，将肺部分为上野、中野和下野。

在肺叶中，右肺以水平裂和斜裂为界分为上、中、下三个肺叶，左肺以斜裂为界分为上、下两个肺叶。

②结合病史，全面观察，综合诊断。

如果患者发热或高热伴咳嗽痰多，则有炎症的可能性较大。年轻患者，低热盗汗，表明有结核。患者呼吸困难，多数可能是胸腔积液或气胸（尤其是突发的呼吸困难）。高龄患者伴有体重减轻、痰中带血等症状，肺癌可能性大。

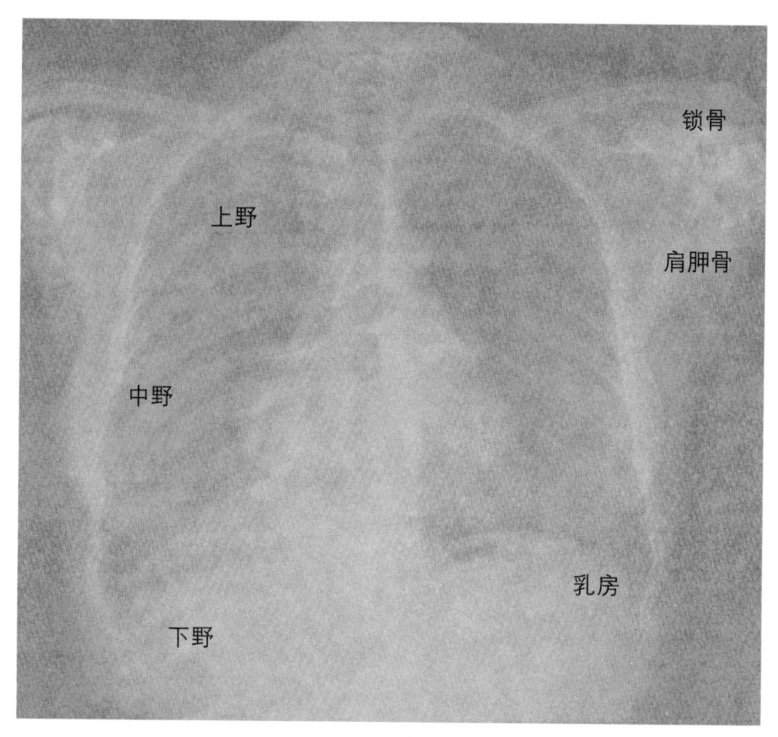

正常胸片

还应全面观察以下内容：

位置和分布。肺炎各叶均可发生，不跨叶裂；结核好发于上叶的尖后段和下叶的背段。

边缘和形态。片状边缘模糊影提示炎症；结节边缘毛糙伴细小毛刺或棘状突起提示周围型肺癌；形如三角形者多为肺不张，肋膈角处见外高内低的弧形致密影提示胸腔积液。

数目和大小。3cm以上的球形病灶多为肿瘤；肺内多发结节提示转移瘤可能性大。

密度。片状密度均匀多为炎症；内有空洞者提示结核或肿瘤；无肺纹理区域提示气胸。

周围情况。一侧肺野密度增高纵隔向对侧移位代表胸腔积液，向同侧移位代表肺不张。

（2）循环系统

①正常心脏后前位投影位置。

正常心脏后前位投影位置如下图所示：

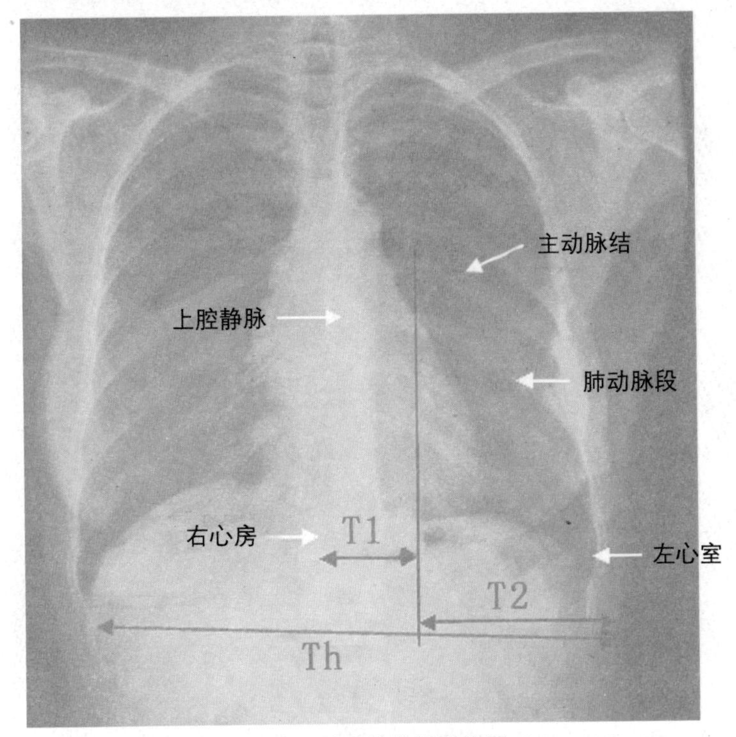

正常心脏后前位投影位置

②心胸比率的测量。

心胸比率=（T_1+T_2）/Th

T_1和T_2分别为左右心缘至体中线的最大距离，Th为通过右隔顶水平胸廓的内径。心胸比率正常值≤0.05，当心胸比率＞0.05时提示心脏增大。

③结合病史，全面观察，综合诊断。

结合病史。右心负荷增加病变，如二尖瓣疾患、房间隔缺损、肺动脉高压和肺心病等提示梨型心；左心负荷增加病变，如高血压、冠心病等提示靴型心；双侧负荷增加或心包病变时常提示普大型心。

全面观察。心尖下移、主动脉结增宽见于靴型心；肺动脉段凸出、心尖上翘见于梨型心；心影向两侧均匀地增大见于普大型心。

2.腹部X线片读片基本知识

（1）腹部基本解剖知识

正常腹部平片如下图所示：

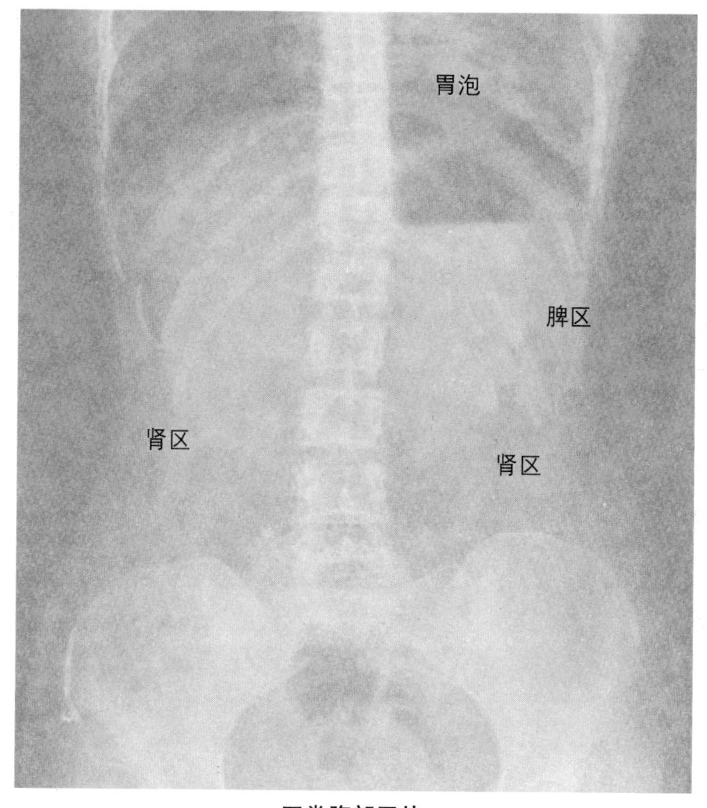

正常腹部平片

（2）结合病史

腹痛、腹胀、呕吐、排气排便停止，提示肠梗阻可能性大。

（3）需要仔细观察的内容

①肠管外异常气体。最常见者为膈下游离气体，多为胃或十二指肠溃疡穿孔。

②肠管内气体分布异常和液体淤积，如机械性肠梗阻，梗阻部位以上的肠管胀气并有阶梯状气液面。

③有无异常钙化。最常见的钙化影有泌尿系统结石、淋巴结钙化、胆结石等。

④肝、脾、肾的轮廓、大小和位置。如肝大可见于恶性肿瘤、血管瘤等。

⑤腰大肌影的变化。腰大肌影增宽见于腰椎结核。

⑥有无密度普遍增高或异常肿块影。大量腹水腹部密度可均匀一致地增高，如并存腹腔游离气体可见一个大液气平面。

⑦侧腹壁腹膜外脂肪层消失，可见于腹膜炎。

⑧消化道穿孔。注意膈下游离气体与胃泡、间位结肠之间的鉴别。

⑨肠梗阻。注意与正常肠壁的液气面，以及清洁洗肠后或腹泻病人的液气面相鉴别。肠管内的液气面有以下表现：液气面平行于地平面，不论体位向左或右倾斜，液面始终保持与地面平行；病理性液气面常为多发，呈阶梯状。

⑩胃癌。重点观察黏膜皱襞是否完整以及胃壁是否柔韧等，胃窦部黏膜皱襞破坏、消失，轮廓不齐、陡峭，胃壁僵硬，病变区与正常区分界截然清楚，高度提示胃窦癌。

(4) 正常胃钡餐造影

正常胃钡餐造影如下图所示：

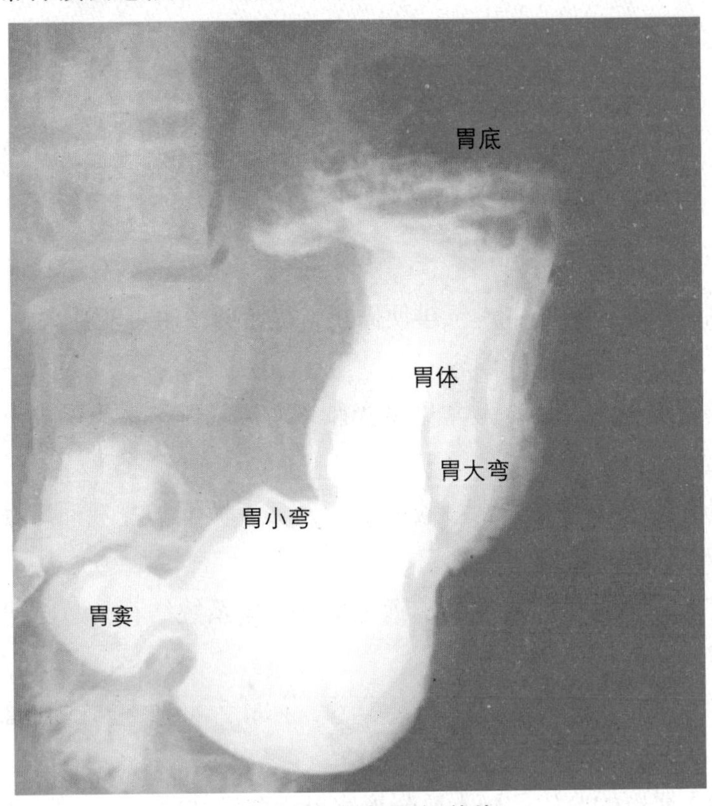

正常胃钡餐造影的X线片

（5）正常结肠钡剂灌肠造影

正常结肠钡剂灌肠造影如下图所示：

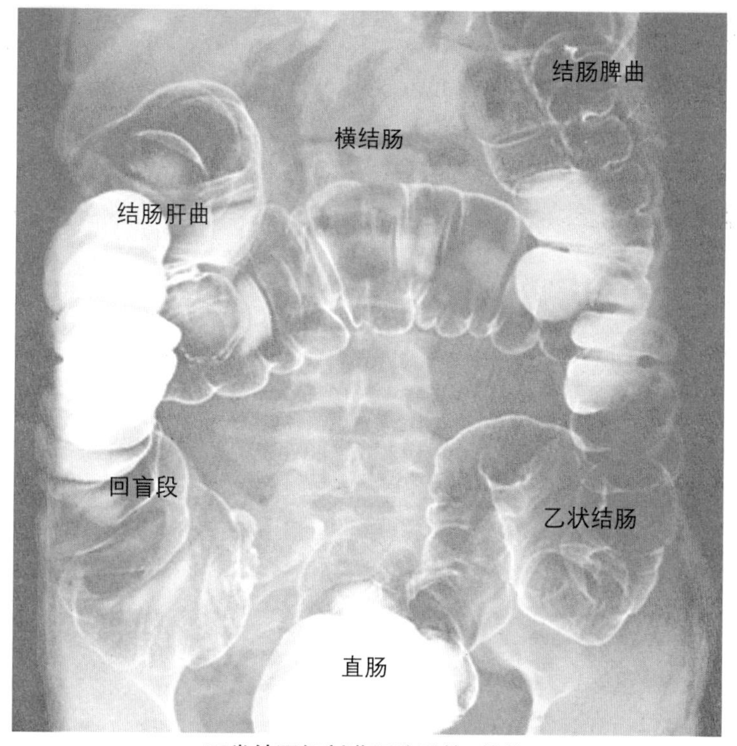

正常结肠钡剂灌肠造影的X线片

3.骨折X线片基本知识

（1）骨骼基本解剖知识

骨折的典型表现为骨的完整性和连续性中断。

（2）结合病史、仔细观察

①结合病史。骨折患者常有摔伤、跌倒伤或车祸伤等外伤病史。

②仔细观察。除对于容易漏诊部位进行一般观察外，还要重点观察肱骨结节、股骨大粗隆等骨端部位，对于骨骺部位也要着重分析，特别是肱骨内上髁骨骺。

（3）观察四肢骨折的X线片，应引起注意的地方有：

①新生儿裂纹骨折。

②小儿青枝骨折。

③肱骨结节部及股骨粗隆部骨折。

④肱骨内上髁骨骺分离。

⑤腕三角骨撕脱骨折及舟状骨骨折。

⑥指（趾）末节裂纹骨折。

X线影像的举例

1.肺炎

（1）病史

女性，44岁，高热伴胸痛3d。

（2）诊断依据

①中年患者，高热。

②右上肺野见大片状密度均匀增高阴影，下缘清晰，止于横裂。

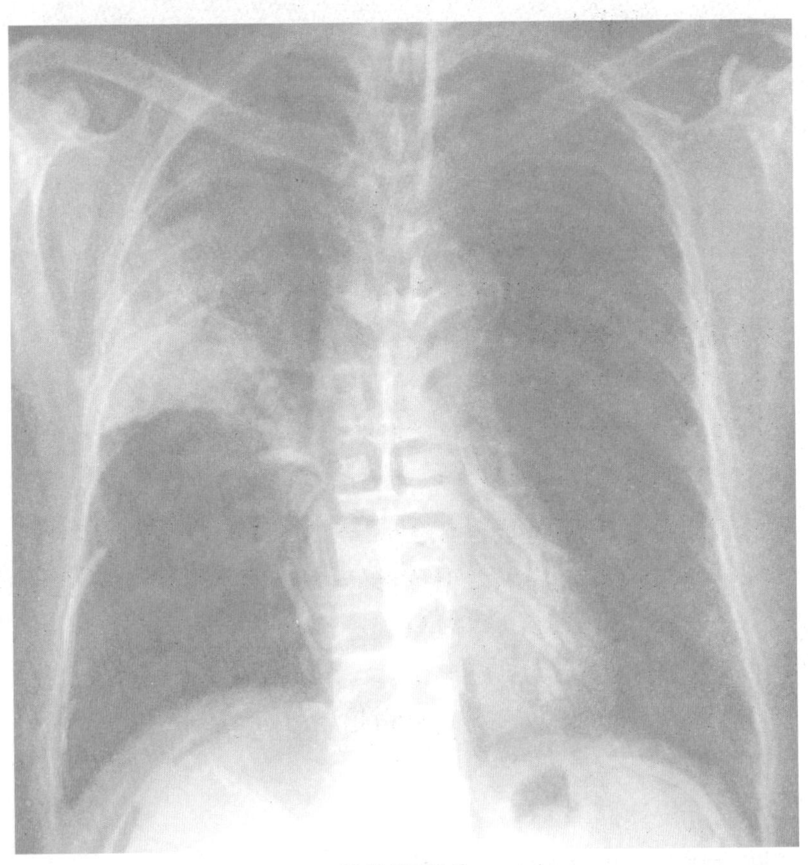

肺炎的X线片

2.左肺癌

（1）病史

女性，71岁，体重下降3个月。

（2）诊断依据

①体重下降。

②左中肺野肺门旁见一块不规则呈浅分叶状肿块，边缘毛糙，伴放射状毛刺。

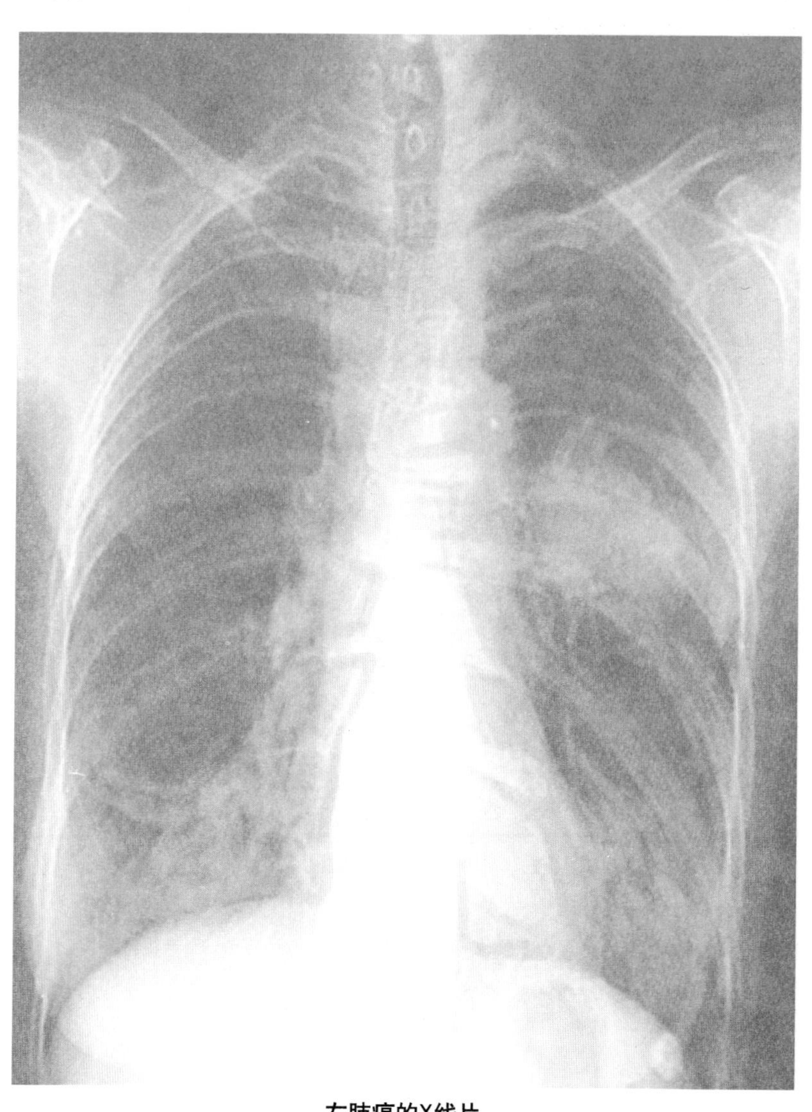

左肺癌的X线片

3.右侧胸腔积液

（1）病史

女性，51岁，呼吸困难3d，不能平卧1d。

（2）诊断依据

①呼吸困难，不能平卧。

②右侧膈肌角显示不清，右下肺野见大片状密度增高阴影，上缘模糊，呈外高内低、凹面向上弧状影。

③纵隔轻度向对侧移位。

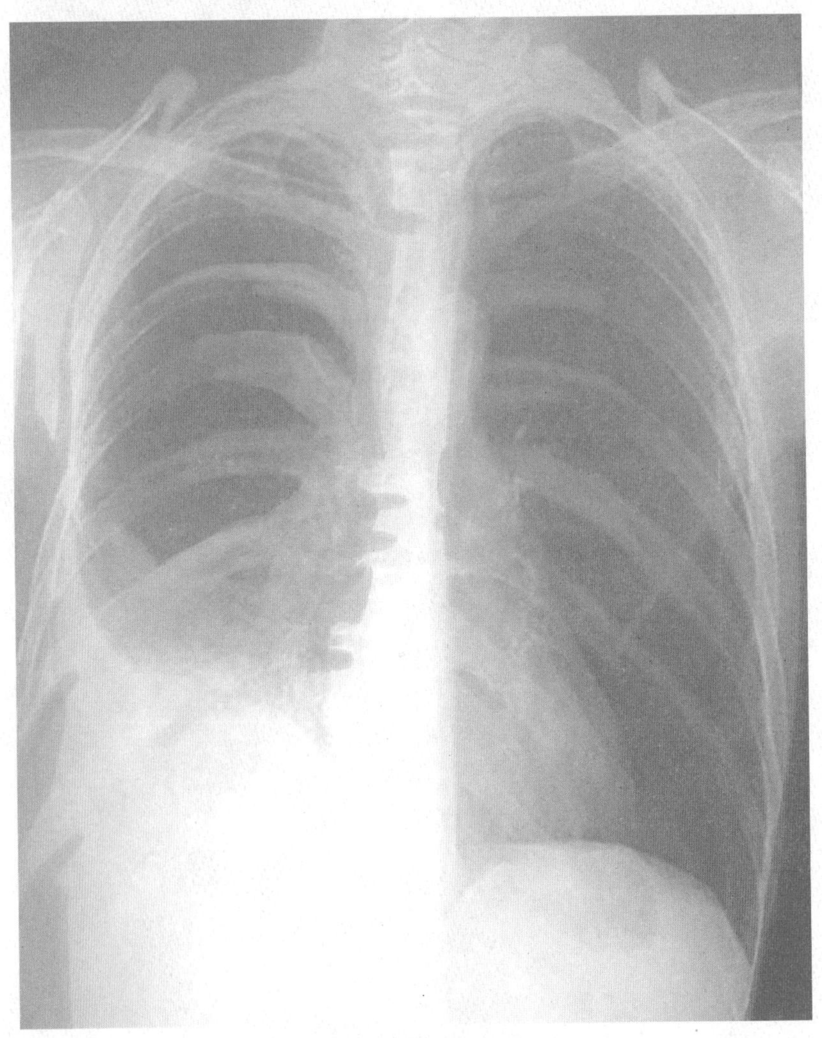

右侧胸腔积液的X线片

4.靴型心

（1）病史

男性，68岁，间断性心前区闷痛5年。

（2）诊断依据

①间断性心前区闷痛。

②心影增大呈靴型，心尖向左下延伸，主动脉结增宽。

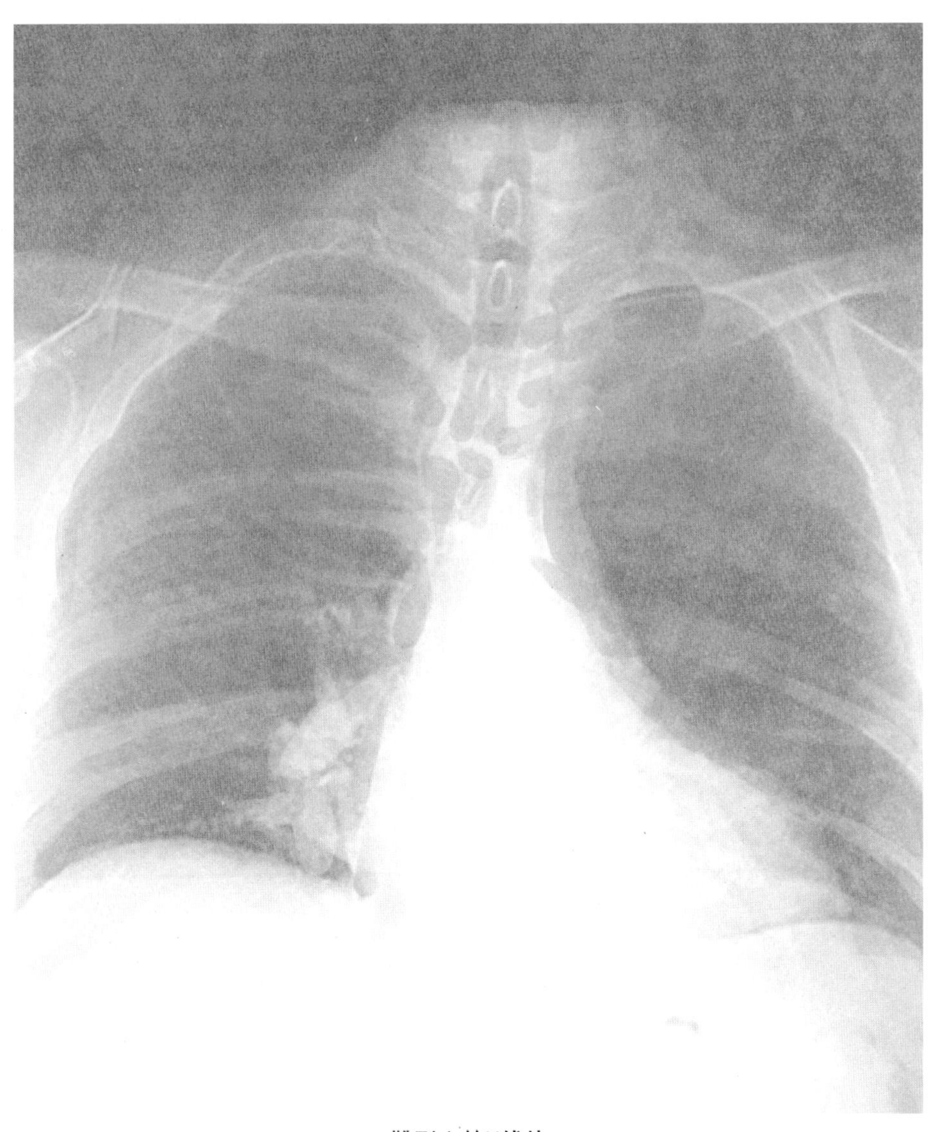

靴型心的X线片

5.肠梗阻

(1) 病史

男性，44岁，阵发性腹痛腹胀1d。

(2) 诊断依据

①小肠内见数个气液平。

②肠腔扩张明显。

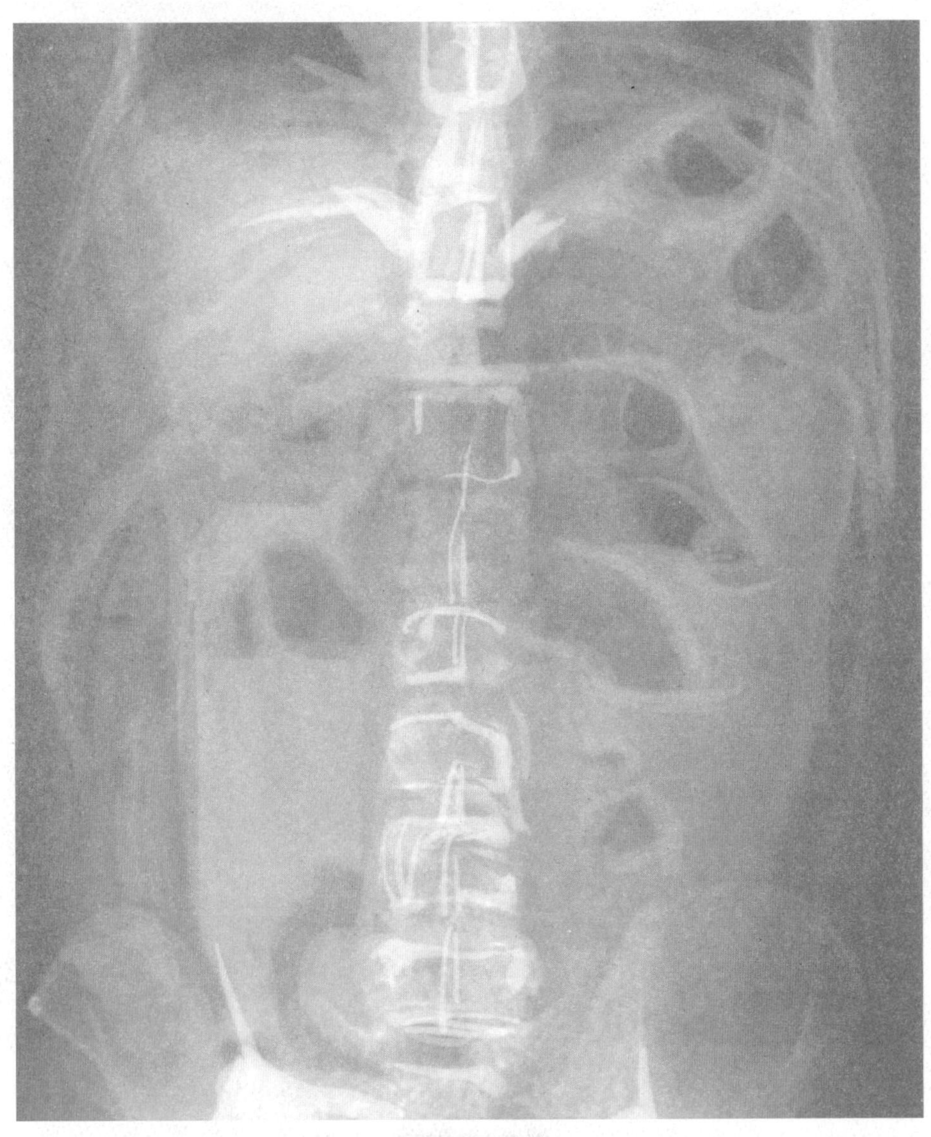

肠梗阻的X线片

6.胃癌

（1）病史

女性，67岁，上腹不适，恶心呕吐半年，消瘦2个月。

（2）诊断依据

①胃体部见一段呈“管状”的狭窄段，边缘不规则。

②周围黏膜皱襞中断。

③胃壁僵硬。

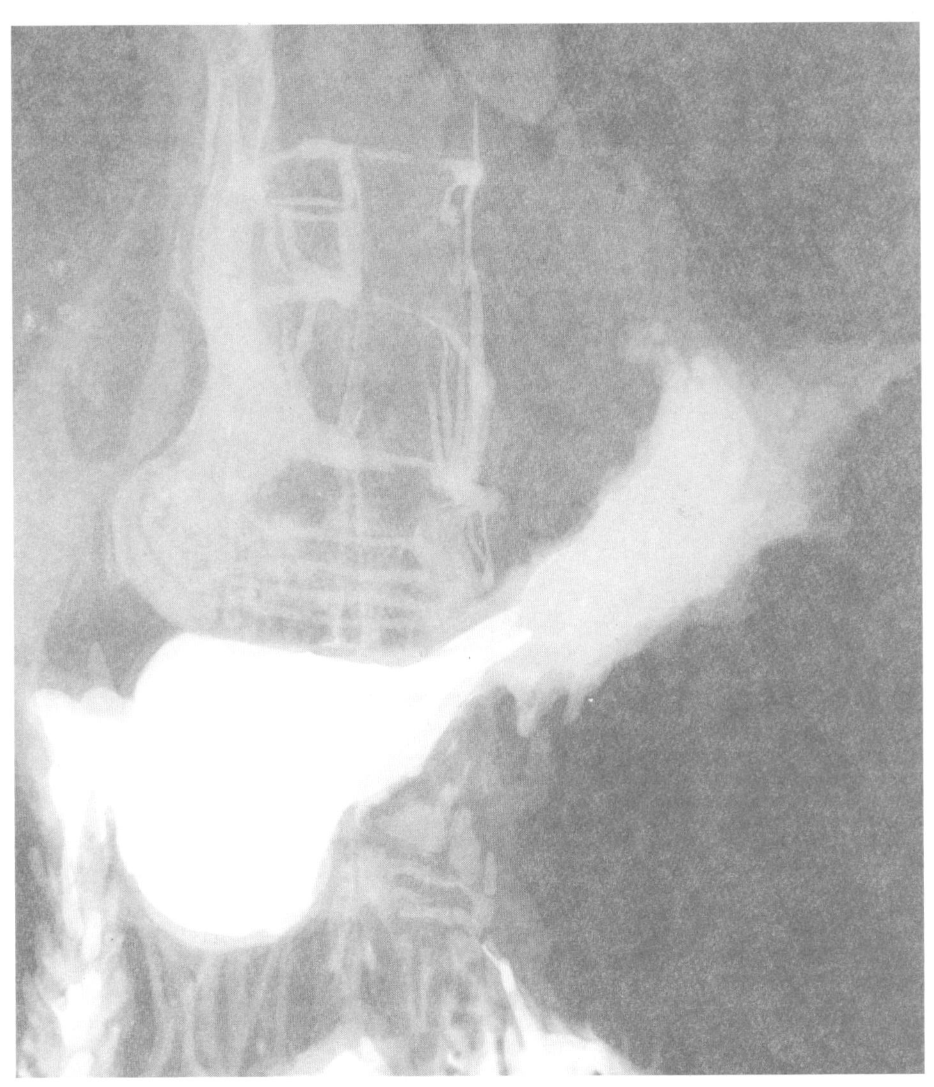

胃癌的X线片

7.结肠癌

(1)病史

男性，66岁，腹痛、腹部包块2个月，黑便1周。

(2)诊断依据

①结肠可见局限性肠管狭窄。

②肠黏膜皱襞呈不规则破坏，结肠袋消失。

③肠管管壁局部僵硬。

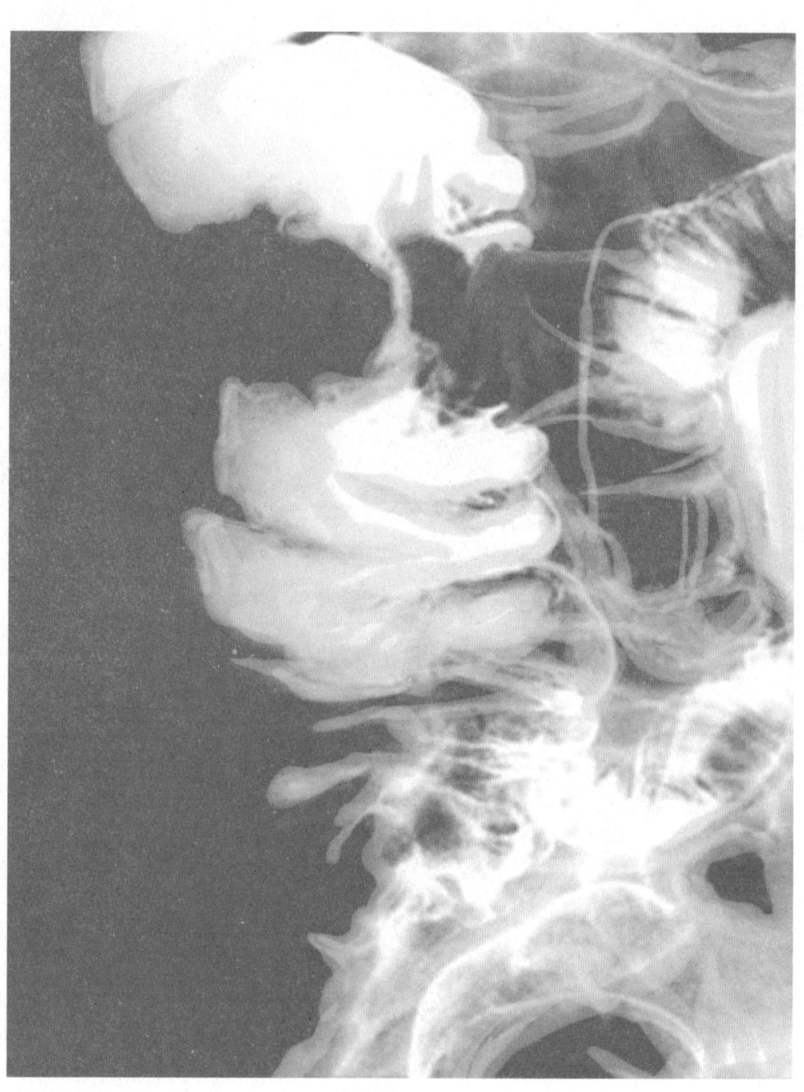

结肠癌的X线片

8.左髌骨骨折

（1）病史

男性，46岁，左膝关节摔伤，4d。

（2）诊断依据

左髌骨粉碎性折断，见分离骨碎片影，骨折上部髌骨向上移位。

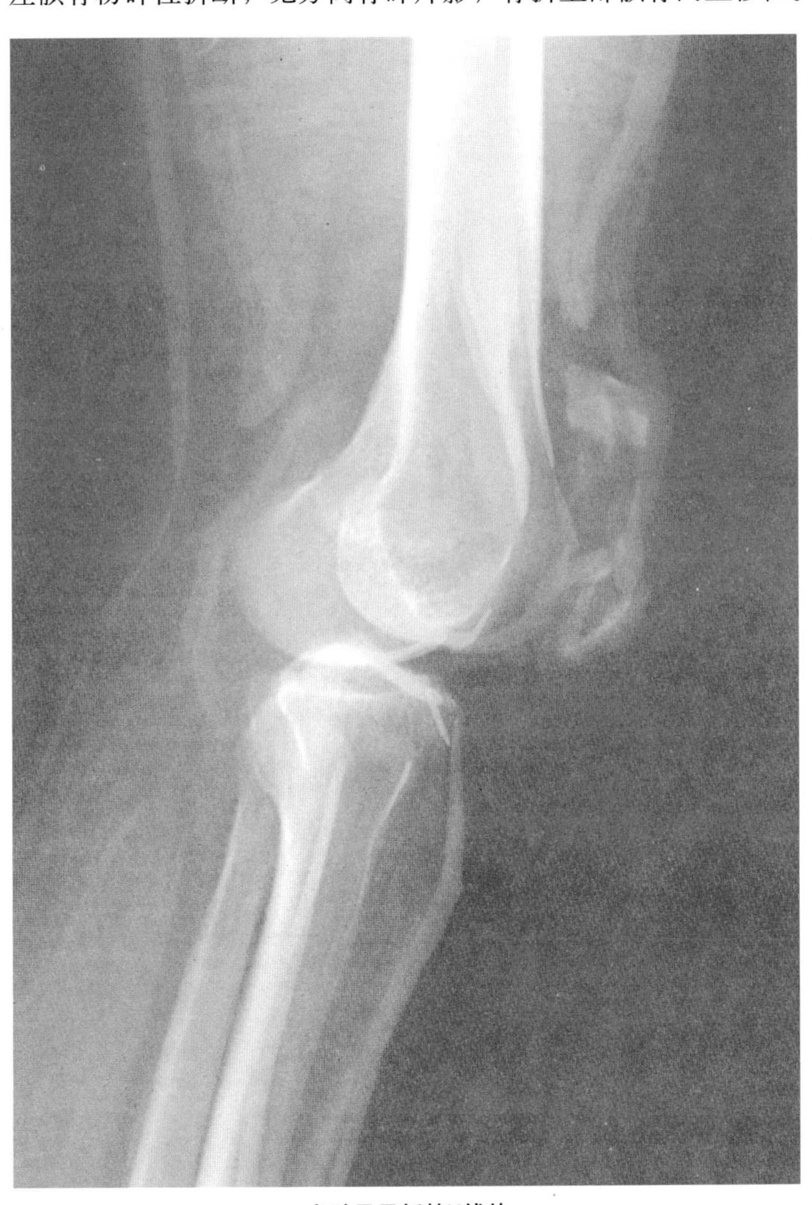

左髌骨骨折的X线片

9.左胫腓骨骨折

（1）病史

男性，36岁，左小腿被汽车压伤，10h。

（2）诊断依据

左胫和腓骨上段折断，骨折断端分离，可见碎骨片。

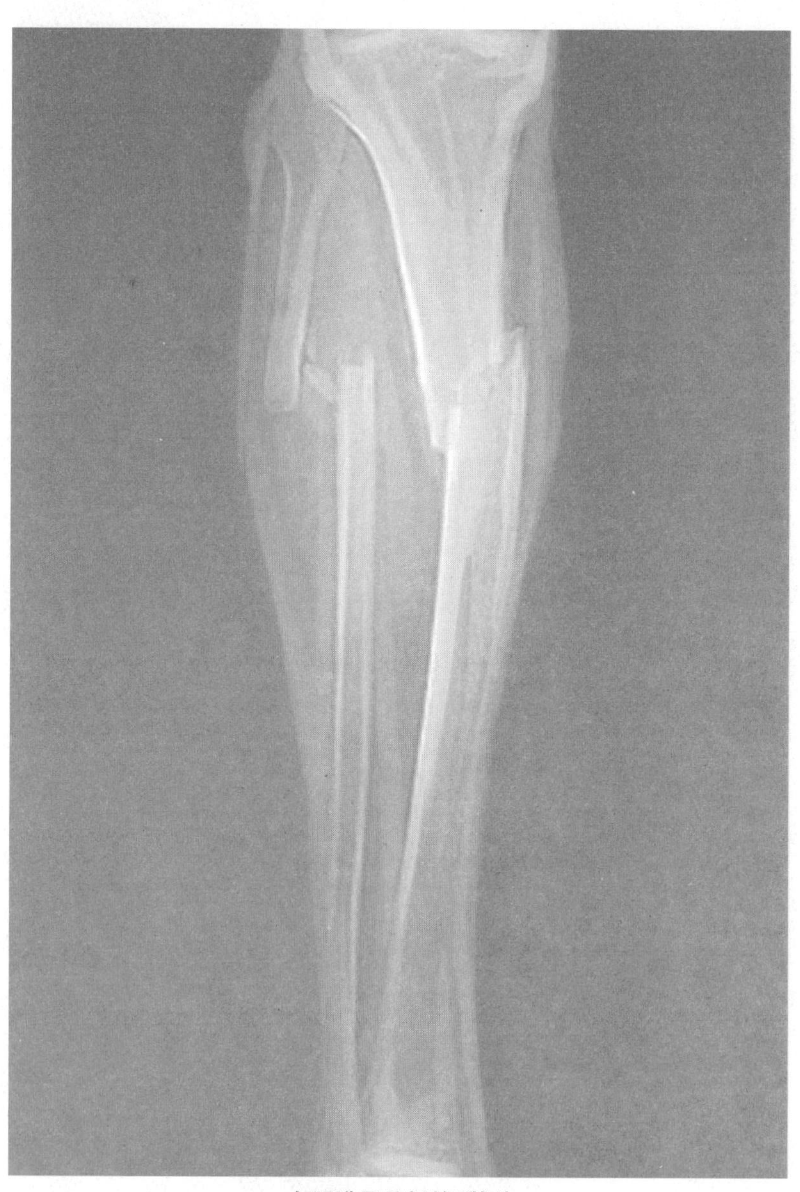

左胫腓骨骨折的X线片

10.右肱骨干骨折

(1) 病史

男性，16岁，右上肢撞击伤，6h。

(2) 诊断依据

右肱骨干下1/3段折断，骨折断端分离，可见碎骨片。

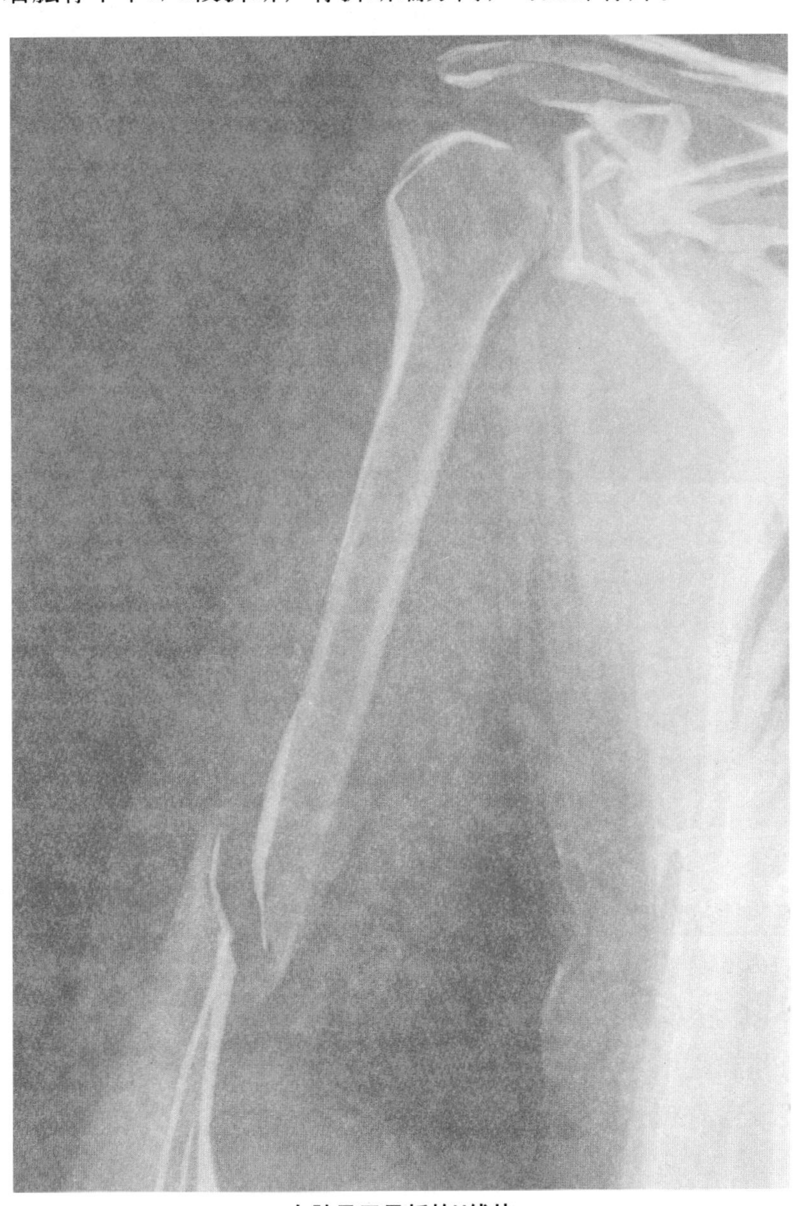

右肱骨干骨折的X线片

CT影像学检查

1.有关CT影像的基本知识

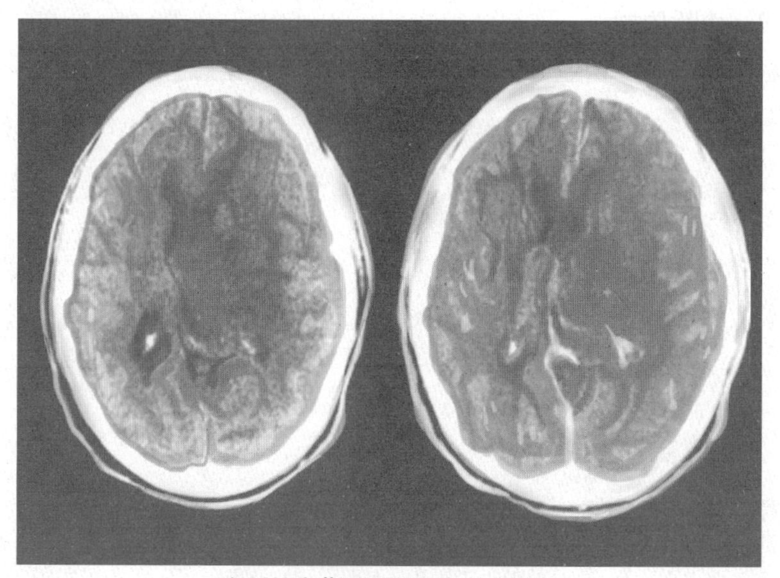

左侧基底节星形细胞瘤（Ⅰ级）

与传统X线成像相比，计算机体层成像（CT）图像是真正的断层图像，它显示的是人体某个断层的组织密度分布图，图像清晰，密度分辨率高，无断层以外组织结构干扰，显著扩大了人体的检查范围，提高了病变的检出率和诊断准确率，大大促进了医学影像学的发展。

（1）成像基本原理

CT用X线束对人体检查部位一定厚度的层面进行扫描，由探测器接收该层面上各个不同方向的人体组织对X线的衰减值，经模/数转换输入计算机，通过计算机处理后得到扫描层面的组织衰减系数的数字矩阵，再将矩阵内的数值通过数/模转换，用黑白不同的灰度等级在荧光屏上显示出来，即构成CT图像。根据检查部位的组织成分和密度差异，CT图像重建要使用合适的数学演算方式，常用的有标准演算法和骨演算法等。

（2）CT检查技术

①平扫又称为“普通扫描”或“非增强扫描”，是指不用对比剂增强或造影的扫描方法，扫描方位多采用横断层面。

②增强扫描是指血管内注射对比剂后再行扫描的方法，目的是提高病变组织与正常组织的密度差，以显示平扫上未被显示或显示不清的病变，通过病变有无强化及强化类型，有助于定性病变。

③薄层扫描是指扫描层厚≤5mm的扫描，减少了部分容积效应，能更好地显示病变细节，一般用于检查较小的病灶或组织器官。进行三维重组等后处理，也需用薄层扫描，扫描层厚越薄，重建图像质量越高。

④螺旋CT是CT发展史上一个重要的里程碑。与常规CT扫描不同，螺旋CT扫描时，检查床沿纵轴方向匀速移动，同时X线球管连续旋转式曝光，采集的扫描数据分布在一个连续的螺旋形空间内，因此螺旋CT扫描又称为“容积CT扫描”。

2.常见中枢神经系统疾病CT影像识别举例

（1）颅内肿瘤

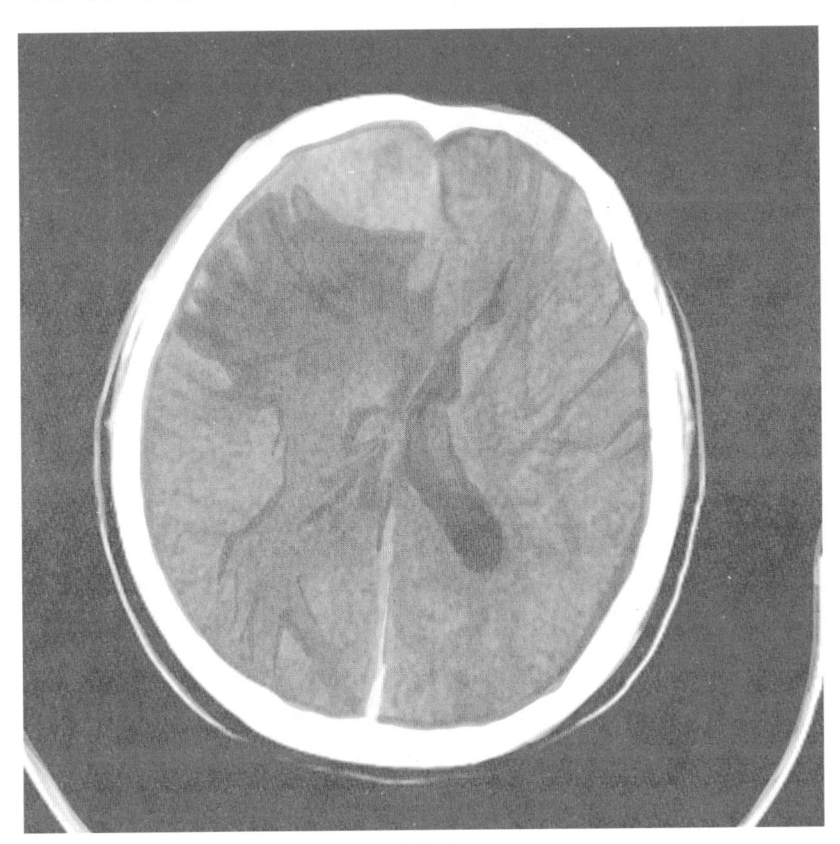

脑膜瘤

①星形细胞瘤是最常见的原发性脑肿瘤，成人多发生于大脑，儿童多见于小脑。肿瘤分为四级，Ⅰ级和Ⅱ级肿瘤分化良好，呈良性，边缘较清楚；Ⅲ级和Ⅳ级分化不良，呈浸润生长，轮廓不清，易发生坏死，囊变出血。

CT检查时，表现为病灶密度不均匀，以低密度或等密度为主的混合密度。肿瘤内的高密度常为出血或钙化，低密度为肿瘤的坏死或囊变区，后者密度更低，可伴有水肿。

②脑膜瘤仅次于胶质瘤，属于脑外肿瘤，与硬脑膜相连，多见于成年女性，常有钙化。好发部位为矢状窦旁、大脑镰旁和脑凸面。

CT平扫检查发现脑膜瘤呈圆形或类圆形，等或略高密度，边界清晰，常见斑点状钙化，广基底与硬膜相连，周围水肿轻，静脉或静脉窦受压可出现中重度水肿，侵犯相邻颅板引起增生或破坏，可有白质塌陷、颅骨增厚、破坏或变薄等脑外肿瘤的征象。

③转移瘤多发生于中老年，常见于顶枕区，65%为多发，原发灶可为肺癌、乳癌等经血行转移而来，易出血、坏死、囊变、瘤周水肿明显。

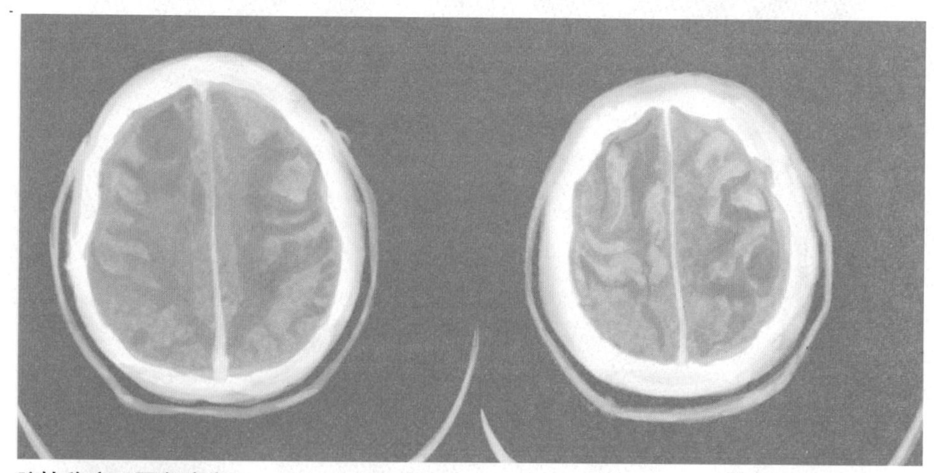

脑转移瘤（原发肺癌）

CT检查时，脑内多发或单发结节，单发者较大，呈等或低密度，出血时密度增高，出现占位效应，周围水肿明显，表现为小瘤体大水肿。

CT平扫显示双侧大脑半球内多发类圆形低密度影，周围见低密度水肿带。

（2）颅脑损伤

①脑挫裂伤包括脑挫伤和脑裂伤。脑挫伤在脑内散布出血灶、脑血肿和脑肿胀；脑裂伤伴有脑膜或血管断裂。二者合并发生称为“脑挫裂伤”。

CT检查低密度脑水肿区内，散布斑点状高密度出血灶，伴有占位效应，有的形成广泛脑水肿或脑内血肿。

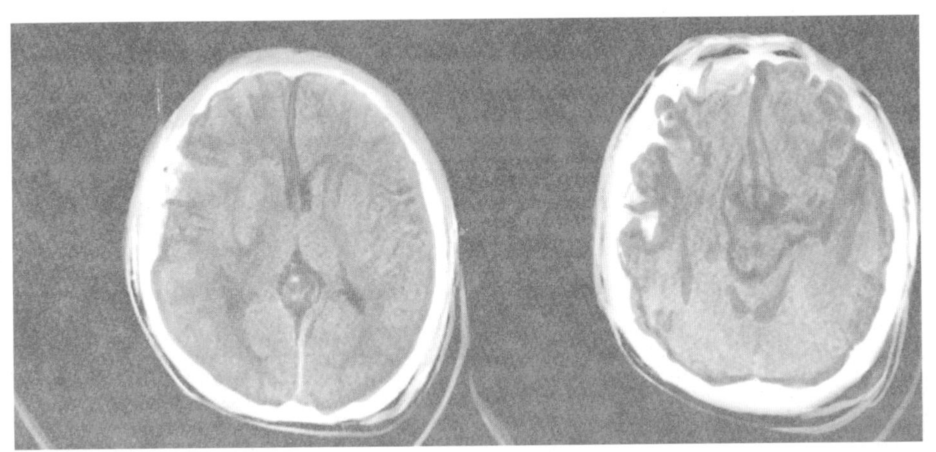

脑挫裂伤

CT平扫示右侧额颞叶不规则点片状高密度影，周边绕以片状低密度水肿。

②硬膜外血肿。颅内出血积聚于颅骨与硬膜之间，称为“硬膜外血肿”，常见于颞顶和额顶部，多有骨折。

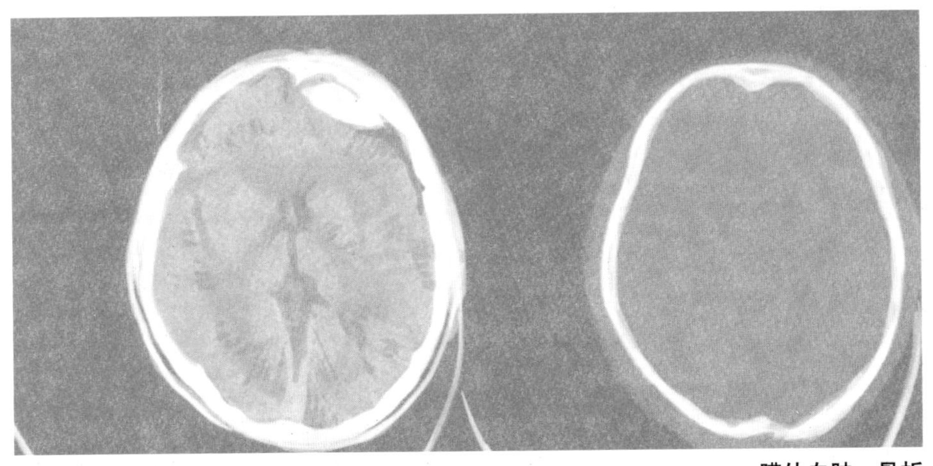

膜外血肿、骨折

CT检查时，颅骨内板下梭形或半圆形高密度影，CT值40～100HU，多伴骨折，不跨越颅缝，可有中线结构移位，侧脑室受压，颅内积气。

CT平扫示左侧额骨内板下梭形高密度影，边界清，骨窗见左侧额骨骨折。

(3) 脑血管疾病

①脑出血多为高血压动脉硬化的并发症，动脉瘤和血管畸形也可发生出血。好发部位为基底节、丘脑、脑桥和小脑，且易破入脑室。

CT检查时，急性期（<7d）边界清楚均匀高密度影，CT值为60～80HU，呈肾形、类圆形或不规则形，周围见宽窄不一低密度水肿带，局部脑室受压移位，破入脑室见脑室内积血。

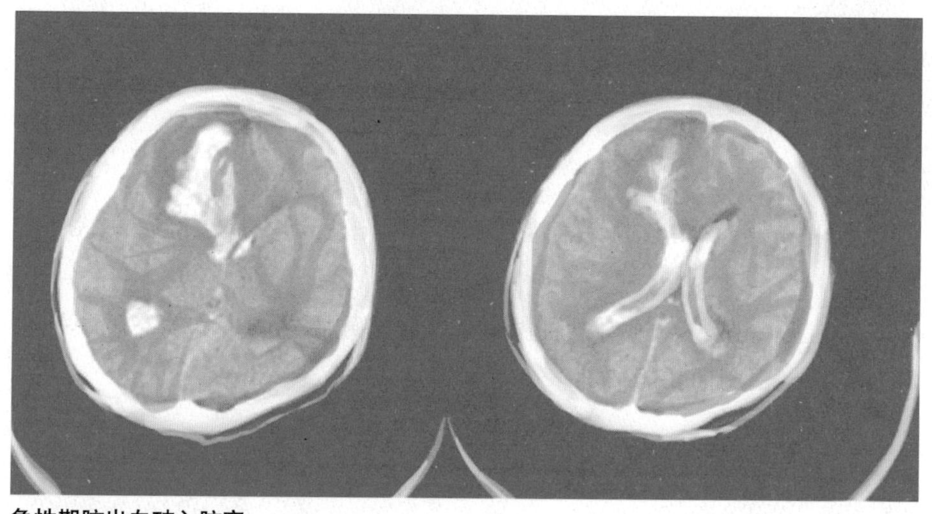

急性期脑出血破入脑室

CT平扫示右侧额叶不规则高密度区，边界欠清，双侧侧脑室、第三脑室见铸形高密度影。

②脑梗死的发病率在脑血管病中占首位，是由于急性脑血管闭塞，引起脑组织的缺血坏死，分为缺血性脑梗死、出血性脑梗死、腔隙性脑梗死。

CT检查时，脑组织内低密度影，其部位和范围与闭塞血管供血区一致，多呈扇形，基底贴近硬膜，有占位效应。2～3周出现“模糊效

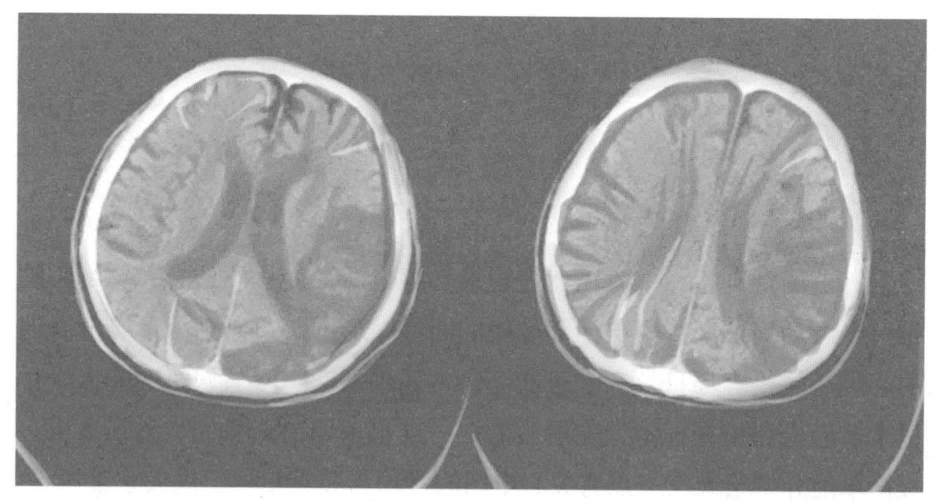

左颞顶叶大面积脑梗死

应”，即病灶呈等密度，而不能分辨；增强扫描梗死区呈脑回状强化。后期坏死组织形成囊腔，呈边界清晰低密度灶。相邻部位出现脑萎缩，即脑室、脑池、脑沟扩大，患侧半球变小。

CT平扫示左颞顶叶大片状低密度影，并脑萎缩及双侧放射冠腔隙性脑梗死。

心电图检查

心电图的相关基本知识

心电图是利用心电机由体表记录心脏电活动变化的信息，它是心脏每一个心动周期所产生电活动变化的曲线图形。心电图是目前十分普遍的心脏功能检查项目。大家可能会经常遇到从医院看病回来的病人，手里拿着心电图检查标本，左看右看，一点也不明白。我们准备在这里，极简单地介绍给大家一点有关心电图的常识与健康指标，供大家参考。

1.心电图描记纸

心电图描记纸是一种特殊记录纸，由纵线和横线划分成各为1mm^{2}的小方格，称为“小格”，5个小格称为1个“中格”，5个中格称为1个“大格”。

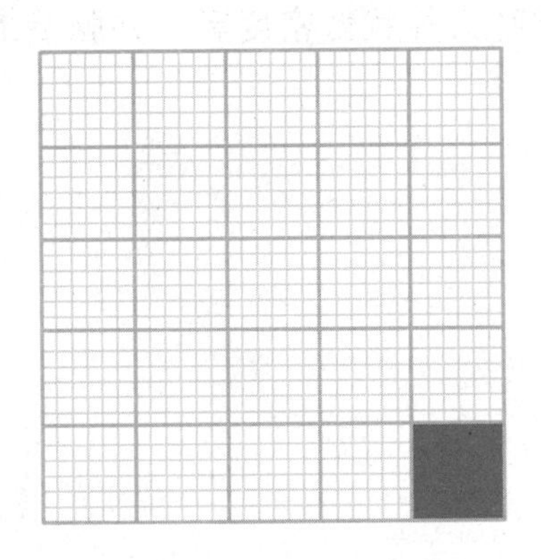

（1）时间

在描记心电图形时，心电图描记纸保持匀速前进，走纸的速度为25mm/s，也就是每秒走25个小格。如果将1s÷25个小格=每小格的横向时间为0.04s，那么每个小格的横向时间是0.04s，每个中格的横向时间是0.04s×5=0.2s，每个大格的横向时间是0.2s×5=1s。这个时间很重要，我们可以根据心脏每一次跳动形成的图形及其所占格的数目的多少，推算出心脏每分钟跳动的数目（心率）。

（2）电压

仪器设定标准电压为1mV=10mm，在标准12导联心电图上均有电压标记，一个小格的高度1mm=0.1mV，一个中格的高度是0.1mV×5=0.5mV，两个中格的高度是0.1mV×10=1mV。我们可根据心电图描记出的图形高低，以及占据几个格，推算出电压的高低。

2.导联

导联是将心脏跳动时产生的生物电导至体外描记图形。依据导线电极安放的体表部位的不同，区分为不同导联。常规有12个导联体系，包括标准导联（双极肢体导联）Ⅰ、Ⅱ、Ⅲ；加压单极肢体导联aVR、aVL、aVF；胸导联V1、V2、V3、V4、V5、V6。在不同导联上描记出的图形所表示心脏活动的重点略有差异。

3.心电图的基本图形

心脏每跳动1次即是1个心动周期。所描记出的图形如下：

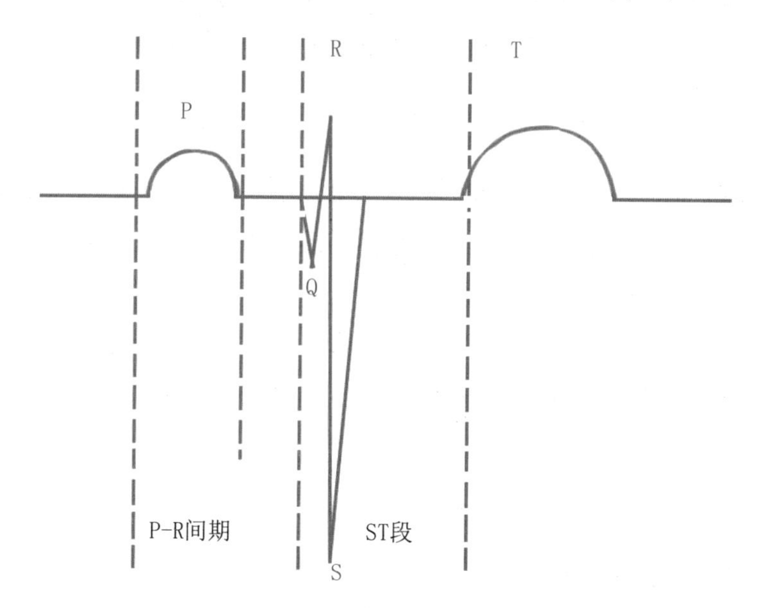

从上图可见，心电图中的一个心动周期包括P波、QRS波群、T波、P-R间期、ST段、QT间期。

（1）P波

P波是指代表心房的除极波，时间一般小于0.12s，振幅在肢体导联一般小于0.25mV，胸导联一般小于0.2mV。

(2) P-R间期

P-R间期是指心房开始除极到心室开始除极的时间，是从P波的开始到QRS波群的开始。

心率在正常范围时为0.12～0.2s。心率过快时，P-R间期相应缩短；心率过慢时，P-R间期略为延长。

(3) QRS波群

QRS波群是指心室的除极波。正常成人QRS波时间小于0.12s，多为0.06～0.1s。六个肢体导联振幅（绝对值），一般不小于0.5mV；六个胸前导联振幅（绝对值），一般不小于0.8mV。

(4) S-T段

S-T段是指心室除极结束到心室开始复极的时间，是从QRS波群终点到T波的起点。

正常的S-T可有轻微的偏移，但在任意导联下移不应超过0.05mV，S-T段上升在V4至V6与肢体导联均不超过0.1mV。

(5) T波

T波是指心室复极波。

T波的方向大多和主波的方向一致； III、aV升、aVF、V1至V3导联可以向上、向下或双向。T波的振幅不应低于同导联R波的1/10。

(6) QT间期

QT间期是指心室肌除极和复极的总时间。

QT间期正常值为0.32～0.44s。

心电图的初步测量和识别

1.在心电图上测量心率

测量心率时，要测量一个R-R间期（或P-P间期）的秒数，计算60s÷R-R间期，所得为心率。例如R-R间期是4个中格（每中格时间是0.2s），那么60÷0.8=75次/min。以此类推可以快速得出一份心电图上的心率，如5个中格是60次/min，3个中格是100次/min，2个中格是150次/min，1个中格是300次/min。

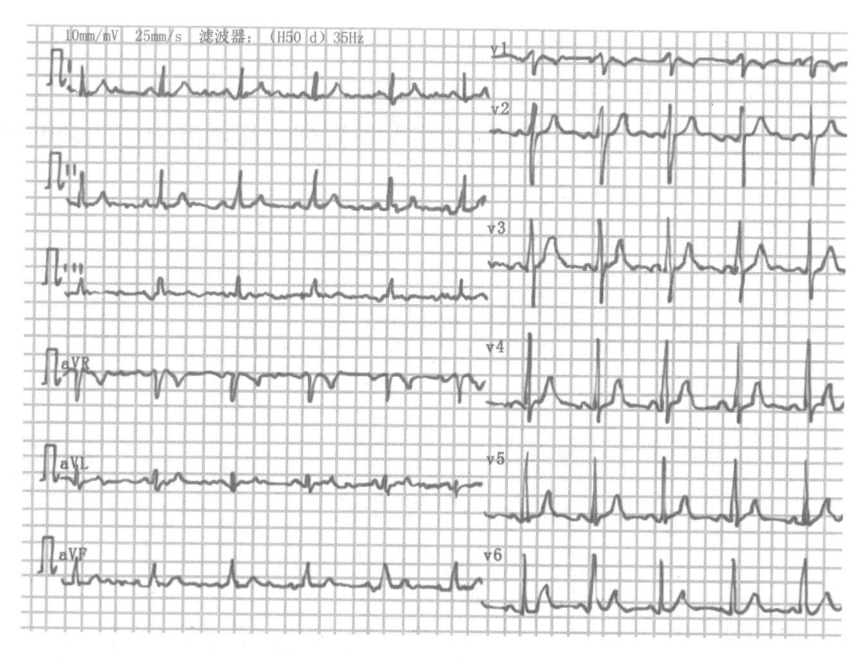

2.在心电图上测量电压

如果左室肥厚（高电压），则QRS波群电压增高。

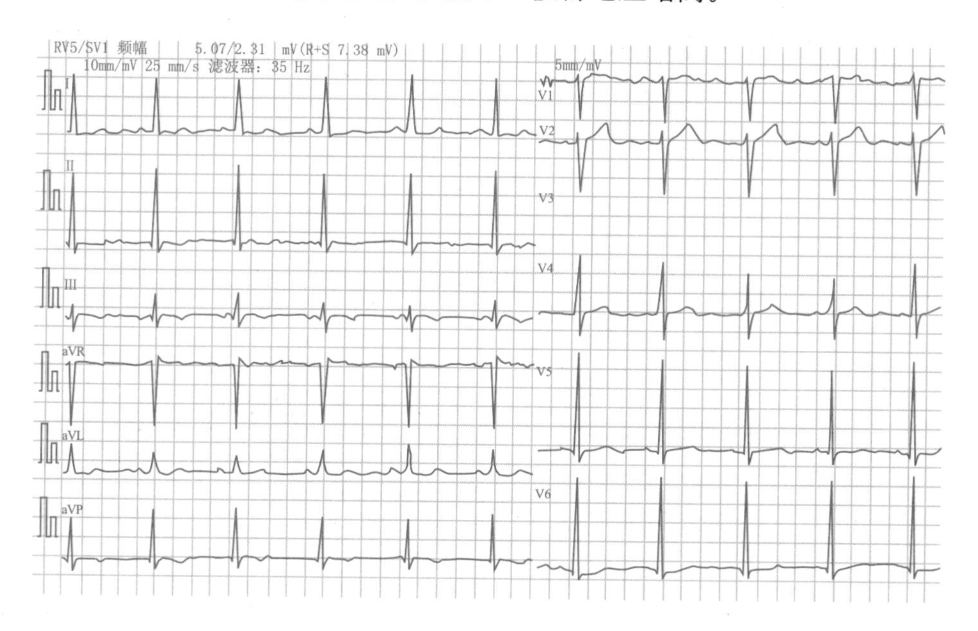

左胸导联RV_5、$RV_6>2.5mV$，$RV_5+SV_1>4.0mV$（女性$>3.5mV$）。

3.在心电图上辨认图形

(1) 心房颤动

心电图中P波消失，R-R间期绝对不规则，房颤波频率为350～600次/min，心室率不定。

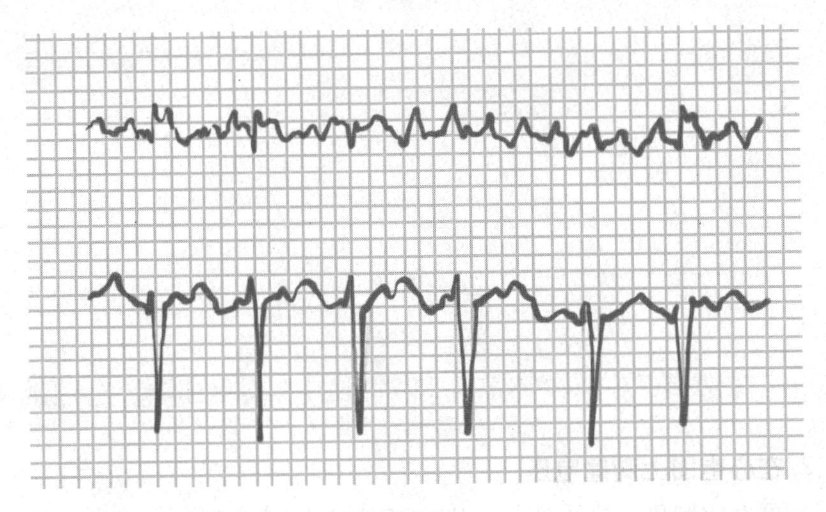

(2) 急性心肌缺血

缺血部位的导联ST段水平型或下斜型下移≥0.1mV和（或）T波倒置。

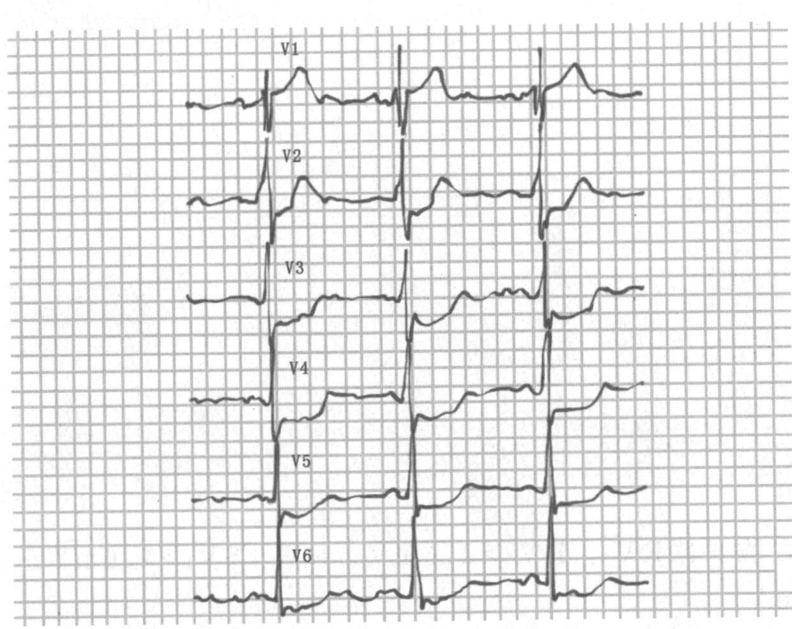

（3）急性心肌梗死

坏死型Q波、ST段呈弓背向上抬高、缺血型的T波倒置可同时并存。

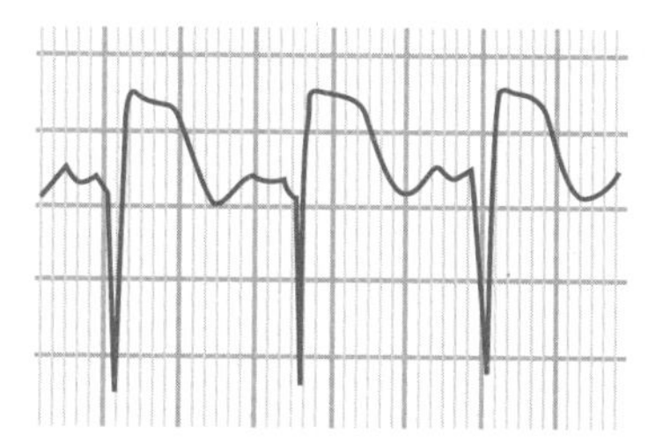

（4）心室颤动

QRS-T波完全消失，出现大小不等、极不匀齐的低小波，频率为200～500次/min。

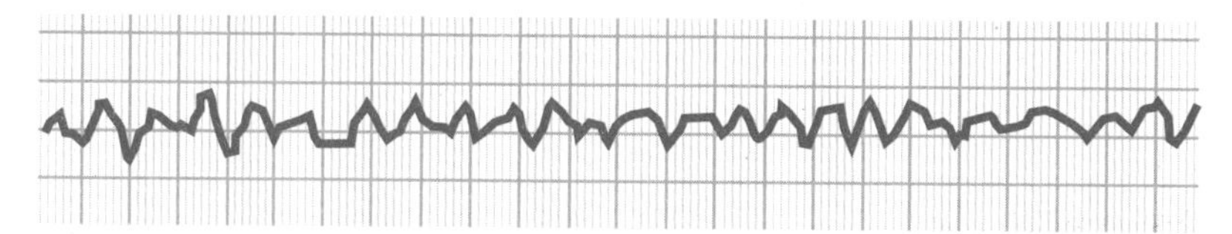

4.心电图的初步测量和识别的举例

（1）窦性心动过缓

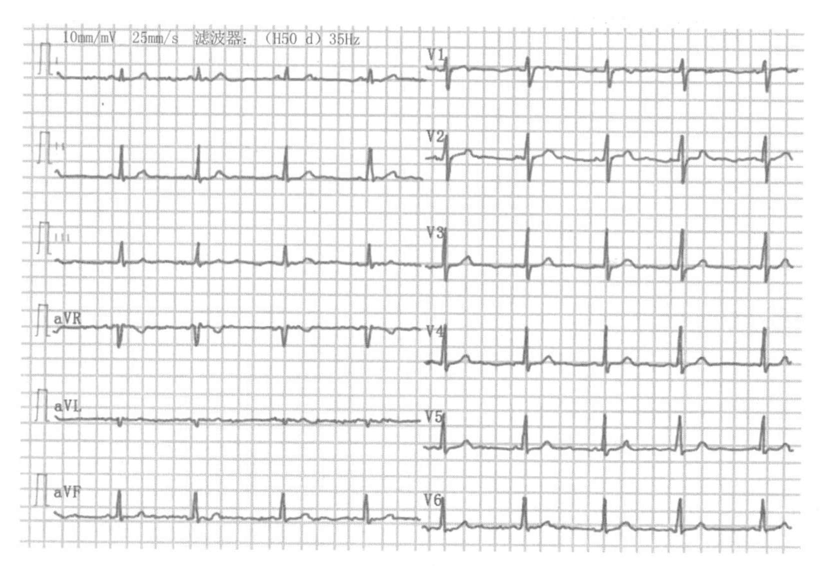

诊断依据：

①符合窦性心律。

②心率小于56次/min。

（2）窦性心动过速

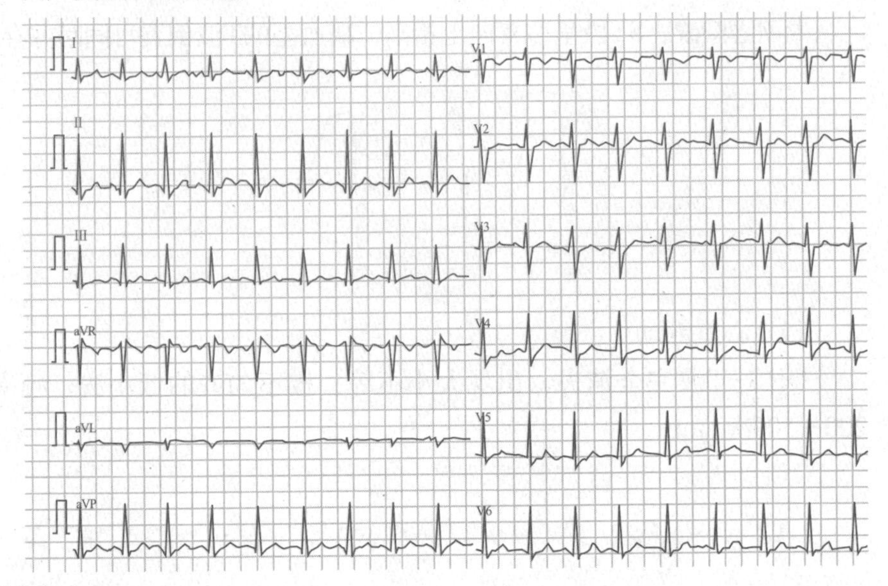

诊断依据：

①符合窦性心律。

②心率大于105次/min。

（3）室性期前收缩

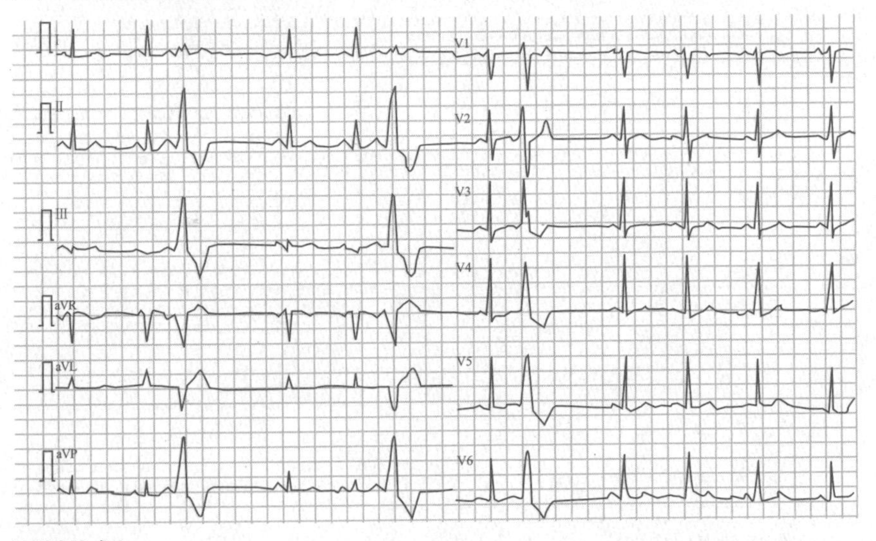

诊断依据：

①R_3、 R_6、R_8QRS波提前出现，且宽大畸形。

②完全性代偿间歇。

（4）心肌缺血

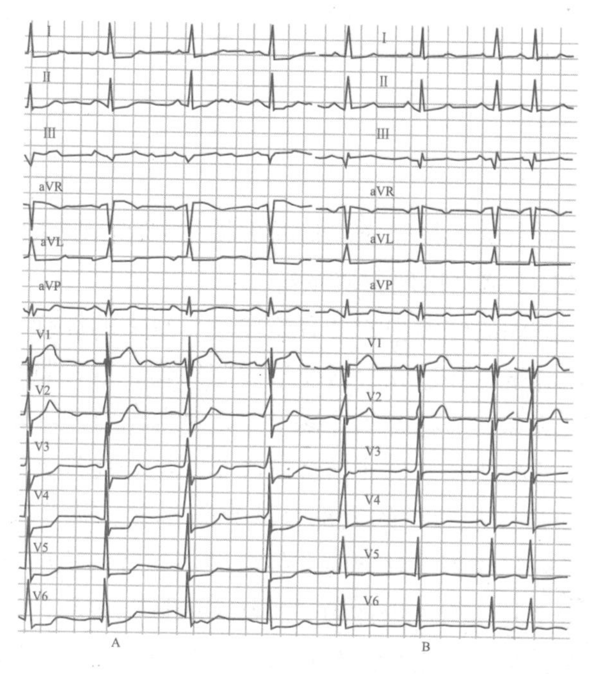

诊断依据：

①A图Ⅰ、Ⅱ、aVL、V_2至V_6导联S－T段水平型下移≥0.1mV。

②B图Ⅰ、Ⅱ、aVL、V_2至V_6导联S－T段恢复近正常。

（5）急性心肌梗死

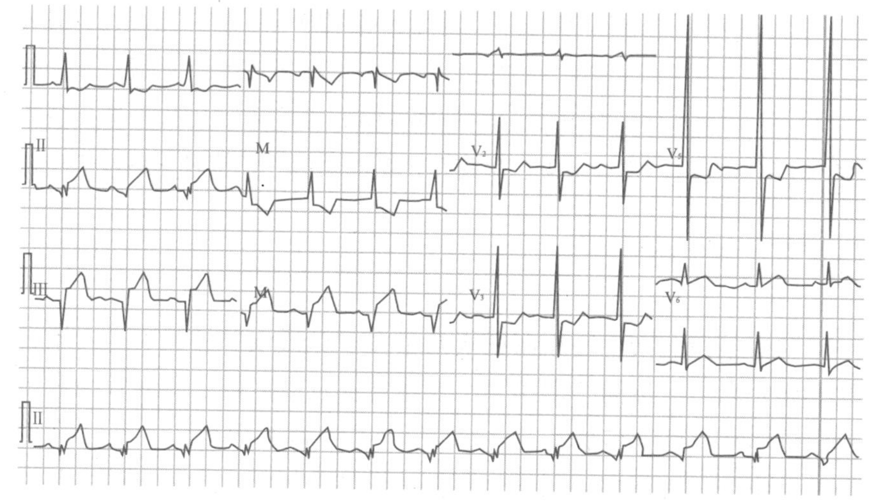

诊断依据：Ⅱ、Ⅲ、aVFST段弓背向上型抬高，出现异常Q波。

常见症状识别

黄疸

我们如果见到某人的皮肤或眼睛的巩膜（俗称白眼珠）发黄，那就是黄疸。人得了什么病会出现黄疸呢?

正常人体血液内的红细胞的寿命为120d，衰老的红细胞破坏，释放出血红蛋白。血红蛋白经过几次转变形成胆红素，这种胆红素称为“游离胆红素”，又称为“非结合胆红素”。这种非结合胆红素经血入肝，在肝内经过复杂的生化反应形成结合胆红素。结合胆红素出肝，入肠，在肠内变成尿胆原，尿胆原的大部分从粪便排除，称为“粪胆素”；小部分尿胆原经肠吸收再回到肝内，经血循环到肾，从尿中排出，称为“尿胆素”。这个复杂的过程称为“胆红素的肝肠循环”，在正常情况下维持动态平衡，血清中总胆红素为1.7～17.1 μmol/L。这种正常的动态平衡，一旦遭受破坏，致使血清中胆红素增高超过34.2 μmol/L，即形成黄疸。

引起黄疸的疾病大致为：红细胞破坏增高（溶血性黄疸），肝脏无法进行胆红素转化（肝细胞性黄疸），肝脏排除胆红素功能丧失（梗阻性黄疸）。由于引发黄疸的原因不同，其临床表现也不一样。所以，一旦发现某人有黄疸，还应该再仔细地观察以下特点：溶血性黄疸，较轻，有血红蛋白尿（尿呈酱油色或茶色）；肝细胞性黄疸，黄疸重，皮肤瘙痒，有出血现象；梗阻性黄疸，黄疸最重，呈暗黄色甚至黄绿色，粪便呈白陶土色。

发绀

发绀是指血液中还原血红蛋白增多，造成皮肤和黏膜呈青紫色改变的一种表现，又称为“紫绀”。发绀常在皮肤较薄、色素较少和毛细血管比较丰富的部位容易发现，如口唇、指（趾）甲等。

发绀是一种体内缺氧的征象。造成体内缺氧的原因有两大类，表现出的发绀也有两种：

1.中心性发绀

中心性发绀的表现特点是全身性发绀，除了在四肢和颜面外，在躯干、黏膜和皮肤也可见到，多是由心脏病或严重的肺部疾病引起的，多表示病情较重。发绀的部位温暖，不凉。

2.周围性发绀

周围性发绀的表现特点是发绀出现在肢体的末端（手指、脚趾）和下垂部位，多是由周围循环血流障碍造成的。除了某些心脏病之外，四肢血管疾病也会引起周围性发绀。发绀的部位发凉，不温。

在青少年当中出现发绀的疾病，心脏病较多的是先天性心脏病。

颈部淋巴结肿大

为了发现和描述颈部淋巴结的位置，我们先简单地将颈部分为两大区域：颈前三角区和颈后三角区。

如果发现的肿大淋巴结在颈前三角区，特别是颌下区域的淋巴结肿大，多为炎症感染所致，如口腔内感染性疾病、牙髓炎、牙周脓肿、口腔内黏膜炎症等。出现这些症状，应该抓紧时间到口腔医院就医。

如果发现的肿大淋巴结在颈后三角区，可能会是淋巴结结核或恶性肿瘤。淋巴结结核具有结核感染的全身表现，这个病对青少年来说并不少见，需要请医生检查确诊。颈后三角区，特别是侧颈部发现淋巴结肿大，硬韧，相互融合，不活动，应特别警惕可能会是恶性肿瘤，可能是其他部位的恶性肿瘤转移到颈部，也可能是颈部原发性恶性肿瘤，最常见的是恶性淋巴瘤。

如果在某种场合发现新生儿的侧颈部有一个硬性的包块，可千万不要轻易地说可能是恶性肿瘤。这个侧颈部的硬性包极可能是由于产伤引起的局部血肿机化形成的“胸锁乳突肌硬结症”，它会逐渐吸收，也可能会形成斜颈。

腹痛

我们经常会遇到肚子痛，医学术语为“腹痛”。如果遇到腹痛，至少观察以下两项内容：

1.腹痛的部位

腹痛发生的部位可以提示引起腹痛的脏器可能是什么脏器，这与各种腹腔内脏器的解剖定位有关。

腹痛的部位	可能发病的脏器
上腹心窝部	胃溃疡、十二指肠溃疡、急性胃炎、胆道蛔虫症、急性胰腺炎、胆囊炎、胆石症等
右上腹部	胆囊炎、胆石症、肝脏疾病、
左上腹部	急性胰腺炎
中腹部（脐周围）	肠蛔虫症
右下腹部	急性阑尾炎
左下腹部	溃疡性结肠炎

2.腹痛的性质

腹痛的性质一般可以提示病变的类型，如绞痛多为痉挛或穿孔，胀痛多为消化不良胀气或消化道淤血，甚至常麻痹、阵发性疼痛加剧，多为消化道梗阻等。

观察腹痛性质的重要标志是看腹痛能不能接受按压。腹痛拒按是一个危险信号。如果发生肚子疼痛时，可能在床上趴一会，压一压会感觉舒服些，疼痛缓解，也可能根本不敢按压，用手按一下都会引起剧烈的腹痛加重。

腹痛时如果出现第1种情况，则说明引起腹痛的疾病多数不严重，属于功能性疾病较多，如胃肠痉挛、消化不良、肠内寄生虫骚动等，不会出现大问题。腹痛时如果出现第2种情况，提示发生了“急性腹膜炎”，表现为腹部压痛、反跳痛（用手按压时疼痛，不松手，继续按压，再突然抬手，会引发腹痛加剧，这种现象称为“反跳痛”）和肌紧张（就是触诊腹部会感受到腹壁的肌肉紧张，发硬，有时像木板样）。急性腹膜炎意味着腹腔内脏器发生了器质性病变，如发炎、穿孔、坏死、扭转等，归属于“急腹症”范畴，多数需要急诊入院治疗，有的还很可能要急诊手术。

遇到急性腹痛，要仔细观察是“喜按”，还是“拒按”，及时发现，防止贻误疾病的诊治。

腹泻

腹泻，俗称“拉肚子”，是指排便次数增多，粪便稀薄或伴有黏液、脓血、未消化的食物。正常人每天或隔天排成形便1次，少数人习惯于每天排便2～3次或2～3d排便1次，均为正常。

腹泻分为急性腹泻和慢性腹泻，青少年较为多见的是急性腹泻。

1.急性腹泻

引起急性腹泻的常见疾病为：

（1）感染性腹泻

引起感染性腹泻的常见疾病包括由细菌、病毒、真菌、原虫等各种病原体感染所致的肠病变，如急性肠炎、细菌性痢疾、伤寒、霍乱等。

（2）非感染性腹泻

引起非感染性腹泻的常见疾病包括溃疡性结肠炎、缺血性肠病、急性中毒性肠炎、变应性肠炎等。

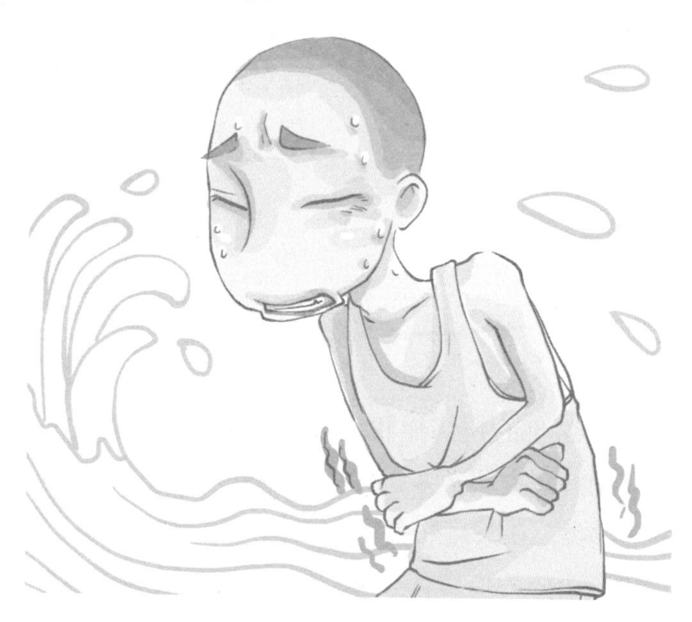

急性腹泻起病较急，多伴有程度不同的发热，多有饮食不洁病史，常伴有腹痛，部位多在脐周围。

2.慢性腹泻

慢性腹泻是指反复发作或持续两个月以上的腹泻。

引起慢性腹泻的常见疾病包括胃部疾病（如胃炎）、肠道疾病（如肠结核）、肝、胆、胰腺疾病（如肝硬化、胆囊炎、胰腺炎等）。此外，甲状腺功能亢进、糖尿病、神经功能紊乱等，也会引起慢性腹泻。

慢性腹泻起病缓，病程长，结肠疾病引起的慢性腹泻腹痛部位多在下腹部，而且便后腹痛常可缓解，肝、胆、胰腺疾病引起的慢性腹泻常与进油腻饮食有关。

腹泻性疾病首先进行粪便检查，慢性腹泻多需采用肠道内镜检查来确诊。

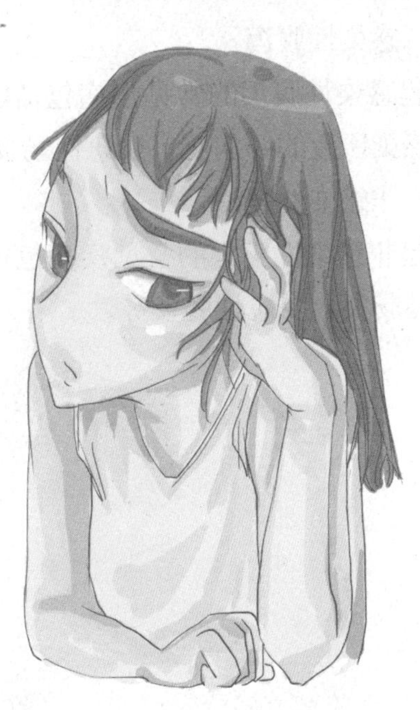

头痛

头痛是一个常见的疾病症状，几乎每个人都体验过程度不同的头痛。引起头痛的疾病也非常多，按照1988年国际头痛分类标准，引发头痛的疾病多达13类。在头痛的众多疾病中，病情严重程度差异极大。

引发青少年头痛的疾病，一类是颅内疾病，多见的是先天性血管畸形；另一类是颅外疾病，多见于某些全身感染性疾病。前者严重，后者无妨。

1.头痛起病的方式

突然发生的剧烈头痛，特别是伴有恶心、呕吐，甚至意识障碍者，多提示为颅内病变，包括蛛网膜下腔出血、脑出血或脑膜炎等。遇到这种情况，要紧急就医，切勿延误诊治。

2.头痛发生的时间

头痛发生在感冒期间，上午较重，下午较轻，遇到风寒加重，伴有全身不适、倦怠、食欲缺乏者，多为全身性疾病引起的头痛。应注意严密观察头痛过程，有可能是某种疾病的前驱表现，不可忽视。

另外，咳嗽、喷嚏、摇头、俯身使头痛加重者，多为各种原因的颅内病变，导致颅内压增高性头痛、血管性头痛、颅内感染性头痛、颅内肿瘤性头痛；病人直立位可使头痛缓解者多为丛集性头痛；因颈部运动而加剧的头痛多由肌肉急性炎症引起。

3.头痛性质和部位

头痛的性质可协助判断头痛的病因，如突然发生的短暂的电击样疼痛，多为神经痛的特异表现；血管性头痛为搏动性跳痛；紧张性头痛常表现为持续性、紧、压、捆扎样疼痛，非搏动性。头痛部位因为变异较大，对诊断仅有参考价值。颅外疾病（常为全身性疾病）引发的头痛部位，范围缺少明确的界限，多为全头疼或局限于前头痛、后头痛；偏头痛或丛集性头痛常位于一侧（偏）。颅内疾病引起的头痛多有明确定位，如小脑幕以上的病变头痛多位于病变的同侧，以额部为多，并向颞部放射；小脑幕以下的病变头痛多位于后枕部。

水肿

你见过水肿吗？在肿胀的部位用手指一压，就会出现一个凹陷的“坑”，也有压不出来“坑”的水肿。水肿对于青少年来说并不少见。

水肿是指人体皮下组织细胞内和组织间隙有过多的液体积聚，使组织肿胀的一种临床征象。

1.水肿的临床分类

（1）根据水肿特点分类

水肿根据特点分为凹陷性水肿和非凹陷性（黏液性）水肿。后者之所以不出现凹陷，是因为造成水肿的水肿液中蛋白含量较高。

（2）根据水肿范围分类

水肿根据范围分为全身性水肿和局部型水肿。

（3）根据水肿程度分类

水肿根据程度分为三度

分度	临床表现
轻度	水肿仅见于眼睑、胫前、踝部，压后轻度凹陷，恢复快
中度	累及全身，压后凹陷明显，恢复缓慢
重度	全身水肿严重，皮肤张紧发亮，胸腔、腹腔液出现积液

2.水肿的发病原因

（1）全身性水肿

①心源性水肿。水肿从下肢开始，由下向上逐渐发展，伴有体重增加，有时出现腹水或胸腔积液，经静脉怒张，肝大，主要由右心衰竭引起。

②肾源性水肿。以眼睑和颜面部水肿常见，由上向下进展，严重时呈现全身性水肿。这种水肿同时伴有高血压、贫血等，尿检查可见蛋白尿，主要由急性肾炎、急进性肾病、肾病综合征等引起，青少年多发。

③肝源性水肿。水肿是由肝功能代偿所致，突出的特点是伴有腹水，多从下肢开始，由下向上逐渐蔓延，伴有肝功能障碍症状、乏力、鼻或牙龈出血、肝掌、蜘蛛痣、脾大，主要由肝硬化引起。

④营养不良性水肿。这种水肿以下肢水肿常见，常从踝部开始逐渐进展至全身，同时伴有营养不良等其他表现，如消瘦、口角炎、夜盲、毛发稀疏、贫血等。营养不良性水肿缺乏维生素B_1可出现神经系统受累表现，如腓肠肌疼痛、小腿皮肤感觉异常等，主要由蛋白质和维生素B_1

缺乏引起。

⑤黏液性水肿。黏液性水肿又称为“非凹陷性水肿”，以颜面及下肢水肿多见，指压不出现凹陷，常见于甲状腺功能减退，可伴有甲状腺功能减退症状，如乏力、畏寒、毛发脱落、反应迟钝等。

⑥经前期紧张综合征。这种综合征表现为眼睑、踝部和手部的轻度水肿，症状多于月经开始前7～14d出现，并于月经来潮时消退，伴有典型的神经症症状，如兴奋性增高、烦躁、易怒、失眠、头痛、乳房胀痛等。

（2）局部性水肿

①局部炎症性水肿。这种水肿是由局部的炎症反应所引起的水肿。细菌感染引起的化脓性炎症反应，均表现出红、肿、热、痛和功能障碍。这种水肿为典型的局部水肿，由于炎症浸润，有时水肿显示的指压凹陷不明显。

②静脉回流性水肿。静脉回流障碍导致静脉淤血，内压升高，液体外渗，形成病变涉及范畴内的局限性水肿，常见的疾病有静脉血栓形成、静脉炎、静脉曲张等。静脉回流障碍引发的局部水肿，共同特点是伴有明显的静脉血管疾病的特有体征，如疼痛、皮肤营养障碍征象等。

③淋巴回流性水肿。引起淋巴回流障碍的常见疾病有丝虫病、慢性淋巴管炎、手术扫荡区域淋巴结导致的区域淋巴回流障碍等。长期淋巴液在组织间隙中淤积，除导致局部水肿之外，也会造成皮肤粗糙增厚，甚至形成“象皮样”肢体。

肥胖

随着生活水平的提高，营养状态的明显改善，由营养不良转变为营养过剩已经成为受到社会关注的现实问题。处在生长发育时期的青少年，瘦者少见，而“小胖墩”“小胖孩”却随处可见。

排除由水肿或肌肉发达所致，而体重超过标准体重的20%或体重指数（BMI）＞24者称为“超重”， 体重指数＞28者称为“肥胖”。肥胖有两种：绝大多数的肥胖（大约占90%）缺少明显诱因，称为“单纯性肥胖”；有近10%的肥胖具有明确的病因，称为“继发性肥胖”。对待肥胖，我们要先认定是不是肥胖，再分析肥胖的原因，以便取得可行的解决办法。

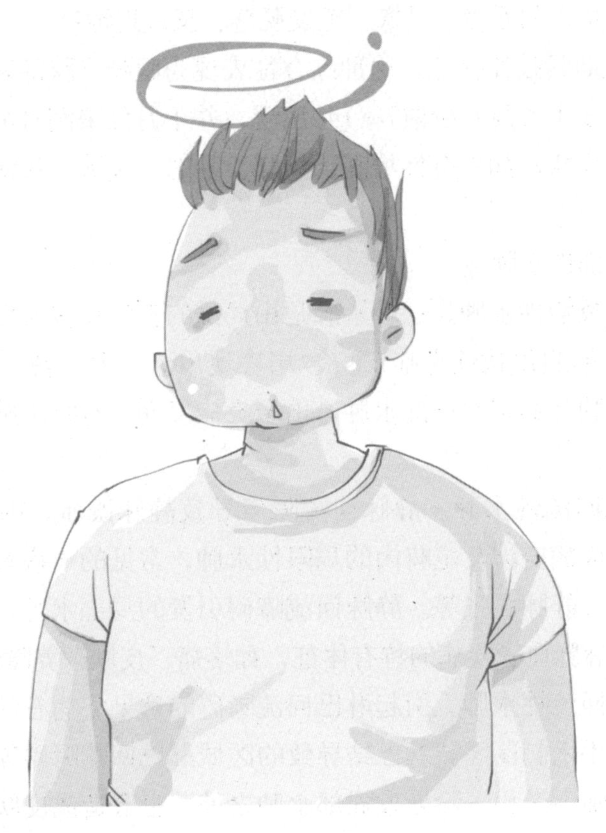

1.肥胖的确认

（1）简易身高体重测量法

此法虽然不十分准确，但是简便易行。

①身高＜165cm时，标准体重（kg）＝身高（cm）－100。

②身高166～175cm时，标准体重（kg）＝身高（cm）－105。

③身高176～185cm时，标准体重（kg）＝身高（cm）－110。

超过标准体重的20%为肥胖。

（2）体重指数测定法

体重指数测定法目前较为通用，考虑体重和身高两个因素，不受性别影响，但对特殊人群（如运动员）有时难以准确反映超重和肥胖。

体重指数＝体重（kg）÷身高^2（m^2）

体重指数＞24为超重；体重指数＞28为轻度肥胖；体重指数＞30为中度肥胖；体重指数＞32为重度肥胖。

（3）皮下脂肪测定法

皮下脂肪测定法是指采用特制的皮脂厚度计测量特定部位的皮下脂肪厚度的方法。

①采用肩胛下皮下脂肪测定，正常男性为12～15mm，正常女性为13～20mm。

②采用肱三头肌皮下脂肪测定，正常男性为17～23mm，正常女性为24～30mm。

③采用腹壁皮下脂肪测定，正常男性为5～15mm，正常女性为12～20mm。

（4）腰围/臀围比值测定法

男性腰围/臀围比值＞1，女性腰围/臀围比值＞0.85，视为异常状态。

肥胖的原因

（1）单纯性肥胖

单纯性肥胖患者没有明显的内分泌和代谢性疾病方面的原因，可能有家族史。这些人多数自童年起就比较肥胖，以后继续发展或增强，一般表现为食欲较好，多食，不爱运动，肥胖较为匀称，脂肪分布均匀，有时可伴有高血压、月经稀少、皮肤条纹等。

（2）继发性肥胖

①皮质醇增多症又称为“库欣综合征”，表现为向心性肥胖、满月脸、皮肤紫纹、痤疮、高血压、高血糖、骨质疏松、月经紊乱等，由肾上腺、下丘脑—垂体病变（包括增生、肿瘤等）引起。

②甲状腺功能减退症引起的肥胖伴有黏液性水肿，表现为懒言少语、心动过缓、血压偏低、月经异常，可为先天性，在青少年阶段显示。

③下丘脑综合征引起的肥胖发生较晚，伴随自主神经—内分泌功能

障碍表现，高热或体温不升、多食或畏食、嗜睡或失眠、多汗或无汗、情感与行为异常、精神变态等。

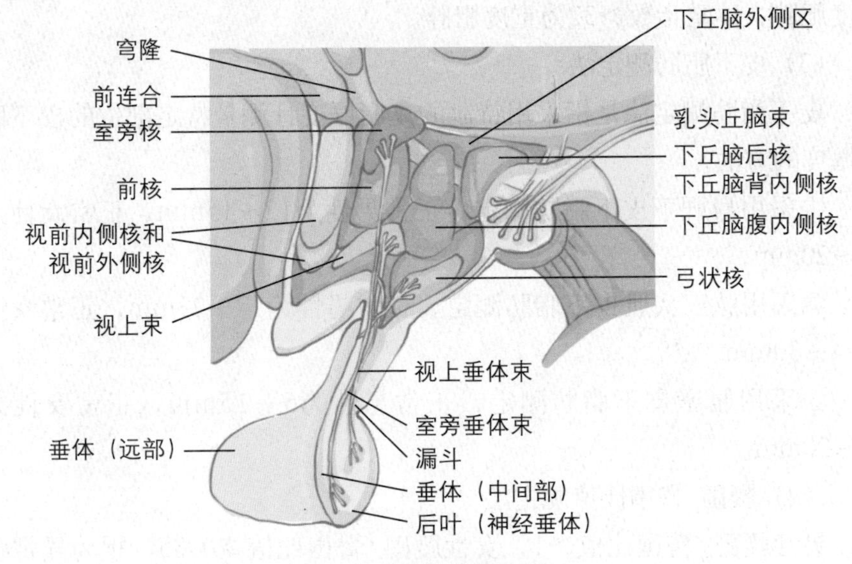

下丘脑核团模式图

④胰岛素β细胞瘤是由于反复发作的低血糖导致多食而引起的肥胖，表现为肾上腺素增多，出现精神神经症状、血胰岛素水平增高。

⑤性幼稚—多指畸形综合征能够导致先天性畸形，表现为肥胖、智力低下、多指（趾）畸形、性幼稚、视网膜色素变性等。

在校的青少年如被确认为肥胖，绝大多数属于单纯性肥胖，要警惕排除继发性肥胖。

皮下出血点

大家都见到过皮下出现的红色斑点。出现这种情况时，如果用手指轻轻一压红色消退，则多由充血造成；如果用手指压迫之后红色不退，则多由皮下出血所致，俗称为“皮下出血点”。在临床上，对皮下出血点有严格的命名规定：皮下出血直径＜2mm的称为“淤点”，皮下出血直径在3～5mm的称为“紫癜”，皮下出血直径＞5mm的称为“淤斑”。

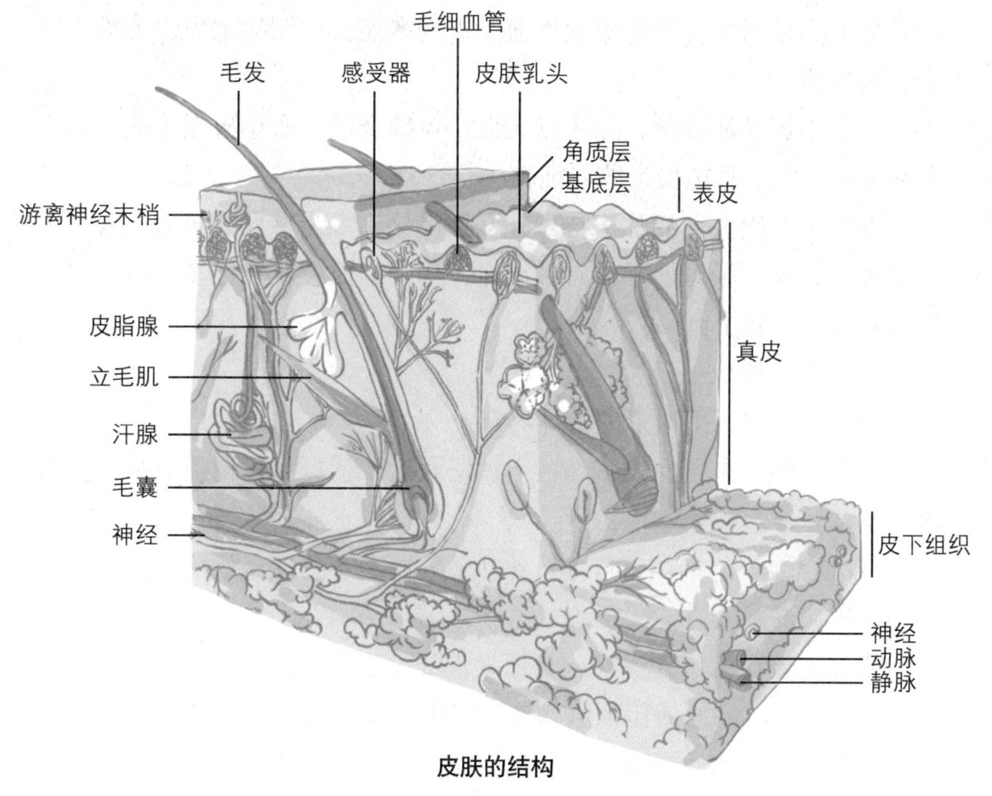

皮肤的结构

皮下出血点的发生原因与临床表现，大致可以分为三类：

1.毛细血管壁的脆性增加

引起这类皮下出血点的常见病有：

①先天性，包括遗传性出血性毛细血管扩张症、血管性假性血友病、家族性单纯性紫癜。

②获得性，包括过敏性紫癜、药物性血管性紫癜、维生素C缺乏病、类固醇紫癜、老年紫癜、糖尿病紫癜等。

这类皮下出血点的临床特点：女性多见，表现为皮肤黏膜淤点、淤斑，少数伴发软组织出血和内脏出血。

2.血小板异常

引起这类皮下出血点的常见病有：

①血小板减少，见于再生障碍性贫血、白血病、感染、特发性血小板减少性紫癜、脾功能亢进等。

②血小板增多，见于原发性血小板增多症、脾切除术后、感染、肿瘤、创伤等。

③血小板功能异常，见于巨大血小板综合征、血小板无力症、血小板病、尿毒症、骨髓增生综合征等。

这类皮下出血点的临床特点：女性多见，多为自发性出血，表现为出血点、紫癜、淤斑，常伴有鼻出血、牙龈出血、月经过多、血尿等，严重时可导致脑出血。

3.凝血异常

引起这类皮下出血点的常见病有：

①遗传性，包括血友病、凝血因子缺乏、低纤维蛋白原血症、凝血因子结构异常。

②继发性，包括严重肝病、维生素K缺乏、急性白血病、淋巴瘤、结缔组织病。

③纤维蛋白溶解亢进，包括原发性纤维蛋白溶解、遗传性纤溶抑制物质缺乏或纤溶酶原活化物质增多、创伤、低血压、肿瘤等。

④循环抗凝物质增多，包括肝病等。

这类皮下出血点的临床特点：男性多见，常有家族史或肝病史，多为外伤后出血，常表现为大片淤斑或血肿，常伴有肌肉、内脏、关节腔出血。

上面介绍的皮下出血形成的淤斑与我国民间习惯的刮痧后形成的皮肤与皮下淤血斑有本质的区别。刮痧是在凝血机制正常的情况下，采用机械的方法，通过创伤人为地造成局部外伤性皮下出血。

牙痛

牙痛是青少年较常见的症状之一，引起牙痛的原因很多，对青少年来说，常见的引起牙痛的疾病有：

1.龋齿

龋齿，我们习惯称其为“虫牙”。它是由多个原因导致的牙齿慢性破坏性疾病，常见的原因除细菌外，还包括食物（主要是糖）和宿主因素（包括全身和局部因素）。龋齿的早期没有明显的刺激症状，当病变较深，出现明显的激发症状，龋坏愈深，症状愈明显，主要表现为一过性冷热酸甜等刺激症状，深龋时可出现食物入洞时疼痛。

2.磨损

磨损是指单纯的机械摩擦作用导致的牙体硬组织慢性磨耗，分为生理性磨损和病理性磨损。生理性磨损是在正常咀嚼过程中造成的；病理性磨损是在一些非咀嚼过程造成的。磨损牙常见的表现有牙本质敏感症、食物嵌塞、牙髓和根尖周病、颞下颌关节病、口腔创伤性溃疡等。

3.磨牙症

磨牙症是指患者在睡眠时有习惯性磨牙或白天潜意识地磨牙，是咀嚼系统的一种功能异常活动，上、下颌牙接触面积大、时间长、用力大，可引起牙齿和咀嚼肌肉的损伤。

4.急性牙髓炎

急性牙髓炎的主要症状是剧烈疼痛，疼痛为自发性阵发性痛，常于夜间发作性疼痛、较白天重。温度刺激可诱发疼痛加剧，疼痛发作时常不能明确指出牙痛具体部位，晚期可有叩击痛。

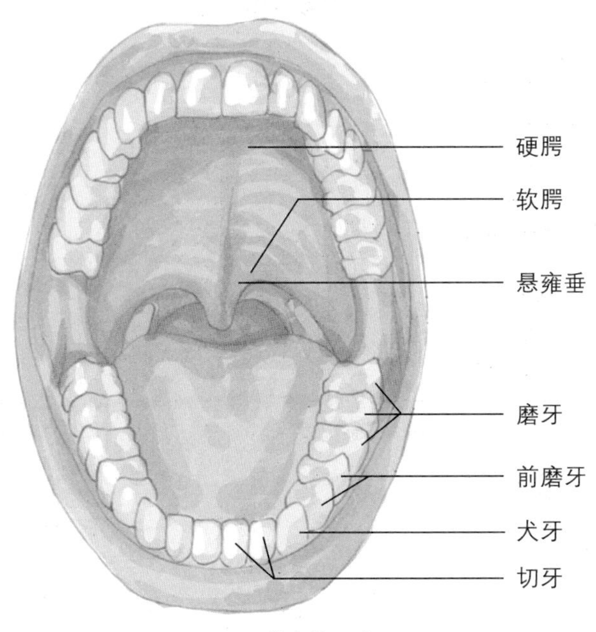

成人的牙齿

5.根尖周病

根尖周病多为牙髓炎的继发病，可准确定位，初期主要表现为咬合痛，患牙可见龋坏，病情加重则不敢咬合，伴牙根部肿胀。进一步发展可由牙周炎进入牙周脓肿，此时牙龈充血、水肿、光亮，疼痛呈搏动性。患牙可有浮起感，叩痛明显，手压牙龈可见脓液从牙龈袋内流出。

6.食物嵌塞

食物嵌塞是指在咀嚼过程中，食物碎块或纤维被咬合压力楔入相邻牙的牙间隙内。具体的嵌塞方式包括垂直食物嵌塞和水平食物嵌塞。食物嵌塞后，引起牙齿胀痛或钝痛，嵌塞食物引起牙龈充血、水肿，导致牙龈炎，也可造成牙龈脓肿、牙槽骨吸收。

引起牙痛的原因除了上述的有关口腔疾病之外，有些全身性疾病和口腔邻近器官疾病也可引发牙痛，如上颌窦炎、颌骨骨髓炎、三叉神经痛、心肌梗死、白血病等。

眼疲劳

眼球解剖图

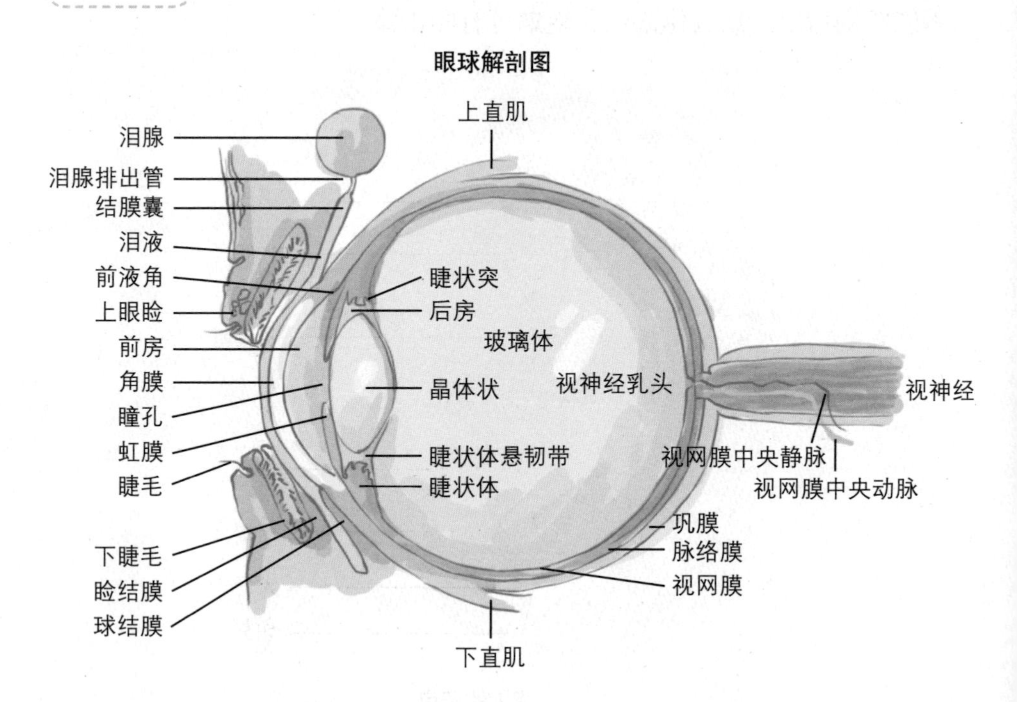

青少年在长时间看书（特别是在照明不足的条件下）之后，会出现疲倦无力、双眼干涩，头脑发胀，视物模糊，有时甚至引发头痛，临床上常称这种现象为“眼疲劳”。

眼疲劳是由调节与集合平衡失调造成的，其根本原因在于屈光不正。眼的屈光是指在无调节状态下，物体的反射光线经过眼的屈光系统，在视网膜黄斑部形成物像的功能。眼的屈光系统是一组复合透镜，包括角膜、房水、晶状体和玻璃体。眼为了看清近距离目标，必须增加眼的屈光力度，以使目标成像在视网膜上，这个功能称为“眼调节”。正常人的眼调节能力随年龄增大而减弱。一般计算人眼的最小调节幅度为15－1/4年龄，如40岁，调节力为15－1/4×40＝5D。

1.近视

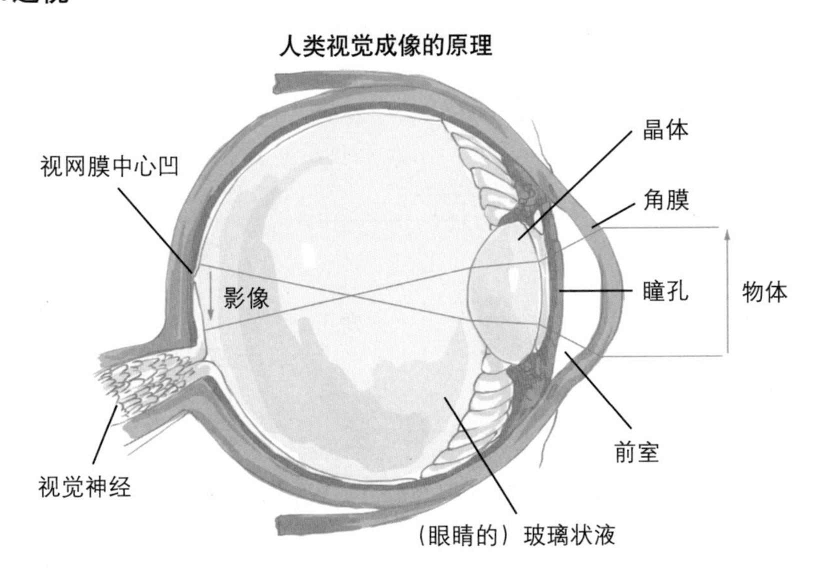

人眼看近物时，需要调节、集合、瞳孔缩小，这三者联合行动才能实现。反之，不能在视网膜上结成焦点，称为“屈光不正”，近视眼为常见的屈光不正。造成近视的原因，包括遗传因素和环境因素。

青少年的近视多为单纯性近视。眼球在发育基本稳定之后发生的迟发性近视，屈光度小于−6.00D，称为“单纯性近视”，用适当的镜片可将视力矫正至正常。20岁以后眼轴仍在增长，伴有病理变化，称为“变性近视”或“病理性近视”。

近视按屈光度分为：轻度近视，屈光度≤-3.00D；中度近视，屈光度为-3.25D～-6.00D；高度近视，屈光度为-6.25D～-10.00D；重度近视，屈光度>-10.00D。

2.假性近视

假性近视是指在眼调节存在的情况下，远视力低于1.0，而近视力正常，佩戴凹透镜可使视力提高。但在调节完全麻痹时，视力可达1.0，验光为正视或远视。假性近视主要是由调节过度引起的，过度的调节可造成睫状肌痉挛，晶状体变凸，从而导致一时性远视力下降，使用睫状肌麻痹剂后，视力可改善或恢复。这种情况多见于学生。

一旦出现眼疲劳症状时，应及时进行视力测量，发现近视，抓紧时间予以矫正。

近视眼和远视眼的矫正

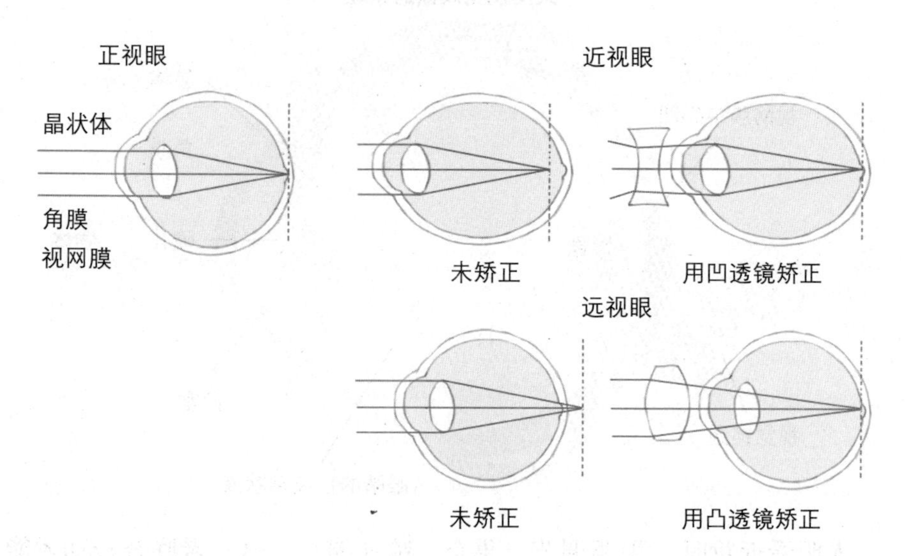

常见疾病的警示点

端坐喘息——呼吸困难

喘息，是临床医学上常用的名词。简单地说，喘息是一种十分困难的呼吸状态，“喘”表现为张口、耸肩的大口喘气，“息”表现为喘之后艰难的休息状态，二者轮回出现，即为“喘息”。引起喘息的情况很多，我们长跑过于劳累之后，停下来，多数会出现暂短的喘息。

这里和大家强调的是“端坐喘息”。当我们看到一个人不仅喘息，而且是呈端坐状态，这提示这个人有严重的心、肺疾病。这种端坐不是自愿的，而是强迫的，不这样不行，所以也称为“强迫体位”。患者遇到这种强迫的端坐喘息时，还会出现面色苍白、头部冷汗，口唇发绀、表情烦躁，常伴有咳嗽、咳痰。在青少年当中出现端坐喘息的多为支气管哮喘发作状态。

“杵状指”与“匙状指”

每个人的指甲都会有一些变化。青少年的指甲根部，多数会有一个弧形的发白区域，表示生长旺盛。

1.杵状指

指甲整体向上隆起，手指末节粗大，外形很像一个鼓槌，称为“杵状指”。正常指甲与甲根之间呈160度向上角，而杵状指则为160度向下角。如果发现杵状指，应该及时到医院进行必要的检查。这种手指的发生与局部慢性缺氧有关，多见于先天性心脏病、慢性肺部疾病等。

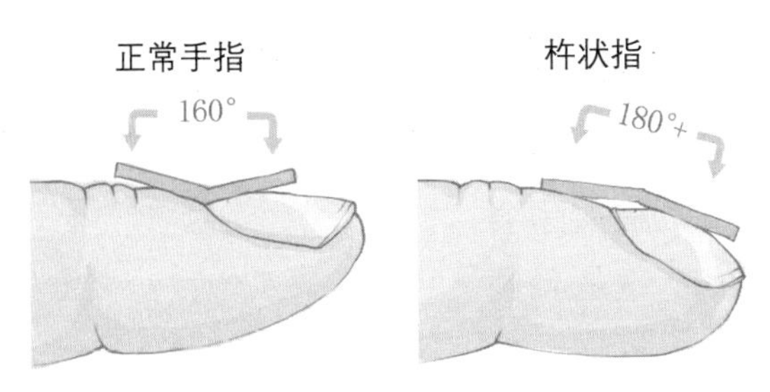

2.匙状指

指甲整体向下凹陷，指甲粗糙，外观很像一个汤匙，称为“匙状指”。不少青少年患有缺铁性贫血，表现为乏力、易倦、头昏等，多不被重视而无所感受。而皮肤干燥、皱缩、指甲无光、脆薄易裂等改变却常容易被发现或引起重视，特别是发展到后期出现典型的匙状指，更易引起重视。一般来说，匙状指是贫血的特异性的体征表现。

喜欢吃墙皮

一些人出现了喜欢吃一些正常人无法理解、不能食用的异常“食物”的异常表现，统称为“异嗜症”，或称为“嗜异癖”。出现这种情况，基本可以视其为病态。可引起“异嗜症”的疾病不少，较为常见的包括贫血，特别是缺铁性贫血；肠寄生虫病，如绦虫、钩虫、蛔虫等；精神异常性疾病等。病人喜欢吃的东西多种多样，较为常见的是墙皮、泥土、煤渣等，一般表现为偷吃，也有人公开大吃大嚼，不避他人。“异嗜症”发生的机制尚不甚清楚，精神因素具有一定影响。

昏迷—清醒—再昏迷

昏迷—清醒—再昏迷是颅内出血的重要警示点。我们在日常活动中遇到头部外伤，并出现一过性的昏迷（昏迷时间不超过20～30min）的情况并不少见。这种脑震荡本身不会造成严重后果，可是一旦继发颅内出血，常见的是硬脑膜外出血或硬脑膜下出血，可能直接危及生命。那么，脑震荡会不会继发颅内出血？这是我们难以预知的，只有依靠临床严

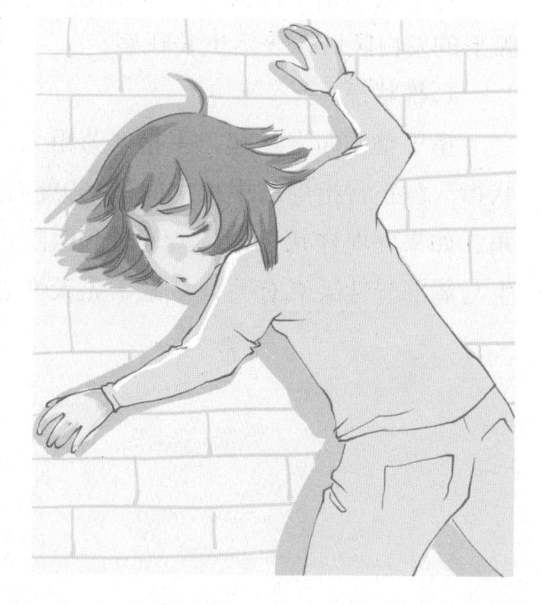

密观察。如果连续观察72h以上，一直没有再昏迷发生，那就没有继发性颅内出血，一切恢复正常。如果出现，应立即就医，予以积极治疗，有时还要进行开颅止血。

甲状腺肿大

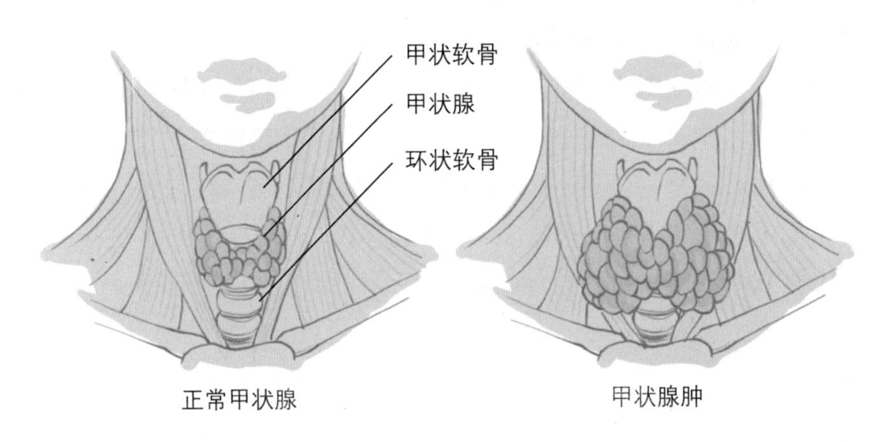

正常甲状腺　　甲状腺肿

甲状腺肿大具有地域性，在某一的地区容易发生，所以称为“地方性甲状腺肿”，这多与地方性缺碘有关。青少年精力旺盛，活力十足，体内的新陈代谢率相对增高，对甲状腺激素的需要量也有所增大，很可能发生代偿性的甲状腺肿大，这种甲状腺肿大称为“青春期甲状腺肿大”，女孩子相对要比男孩子更容易发生。

甲状腺位于颈前正中部，两侧为侧叶，中间为峡部，用手轻轻触摸可以触及，表面光滑，无触痛，可以伴随吞咽活动而上下活动（这是确认甲状腺的特异体征）。检查他人的甲状腺时，检查者可以站在被检查者的背后，从后面用双手的2、3指同时触摸两侧甲状腺侧叶。检查自己的甲状腺时，最好面对镜子，将一手的1指与2、3指分开，同时触摸两侧甲状腺侧叶，并作吞咽动作，判断甲状腺是否随吞咽而上下移动。

青春期甲状腺肿一般不甚明显，呈弥漫性，略显突出，可触及肿大。

脉率不等于心率

突然自觉心慌、难受（临床医学常称为“心悸”）时，首先必须进行的自我检查项目是摸脉搏。在一般检查脉搏的基础上，心悸不适者还要进行深入检查。

1.仔细检查脉搏是否规律

要检查在正常的脉搏之间有没有“偷停”现象。为了及时证实与发现，有时可以将摸脉搏的时间延长，不一定非得1min，也可以2～3min，这样就不容易遗漏。

2.将摸脉搏与听心率结合起来进行

用听诊器听心率较为规范、标准，也利于自己一个人操作。如果没有听诊器，也可在胸壁上直接听，这就难以自我检查了。在正常情况下，脉率与心率是一致的，心脏每跳动1次，排出血液到血管内形成1个脉搏。如果脉率不等于心率，脉率少于心率，则说明有的心跳没有有效地排出血液形成脉搏，这提示心脏出了毛病，需要及时就医。

排尿中断

排尿中断是指在正常排尿过程中，突然尿流停止。这时，如果活动一下，调整一下体位，可能会恢复尿流，在尿流中断过程中多伴有疼痛、不适，多数排尿后一切恢复正常。这是一个重要的疾病警示点。

这种现象发生于男生较多，多数是由于泌尿系结石引起。上尿路（指肾、输尿管）结石多数表现为“绞痛”；而下尿路（指膀胱、尿道）结石多表现为尿流中断。男生的尿道较长，发生尿道结石的机会多于女生。尿道结石表现为排尿疼痛，有时也出现尿流中断现象。青少年发生泌尿系结石者不少，应该引起同学们的重视。

突发睾丸剧痛

处于青少年时期的男生绝大多数都喜欢活动，对各种运动都感兴趣，每天的运动量很大，运动形式也多种多样。如果在比较激烈的活动中（足球、篮球、摔跤等）突然发生一侧睾丸剧痛，难以忍受，几乎都不敢用手触摸，被迫弯腰行走，这可能是发生了急性睾丸扭转，应立即到医院急诊，请医生检查确诊。睾丸扭转处理不及时会导致睾丸坏死。

角膜K-F环

我们面对镜子仔细观察，在双眼的角膜与巩膜交界处，在角膜的内表面上，有一圈呈绿褐色或金褐色的，宽约1.3毫米的环，称为“角膜K-F环”。这种情况在采用光线斜照角膜时，看得最清楚。这是常染色体隐性遗传铜代谢障碍疾病——“肝豆状核变性”的最重要体征。

肝豆状核变性（HLD）又称为“威尔逊（Wilson）病”，发病基础是铜代谢功能障碍，主要病变累及肝、脑、肾和角膜。发病年龄多在11～19岁之间，表现为手、足徐动样动作，肌肉张力障碍，动作迟缓，不易被发现。如果发现角膜K-F环，应提高警惕，及早到医院就医。本病治疗主要依靠低铜饮食，治疗越早效果越好，切不可延误诊治。

血压和脉搏的卧立位试验

自主神经系统由交感神经和副交感神经系统组成。交感神经受刺激产生心动过速、支气管扩张、血压升高、胃肠蠕动减弱、排汗增加、

血压的测量

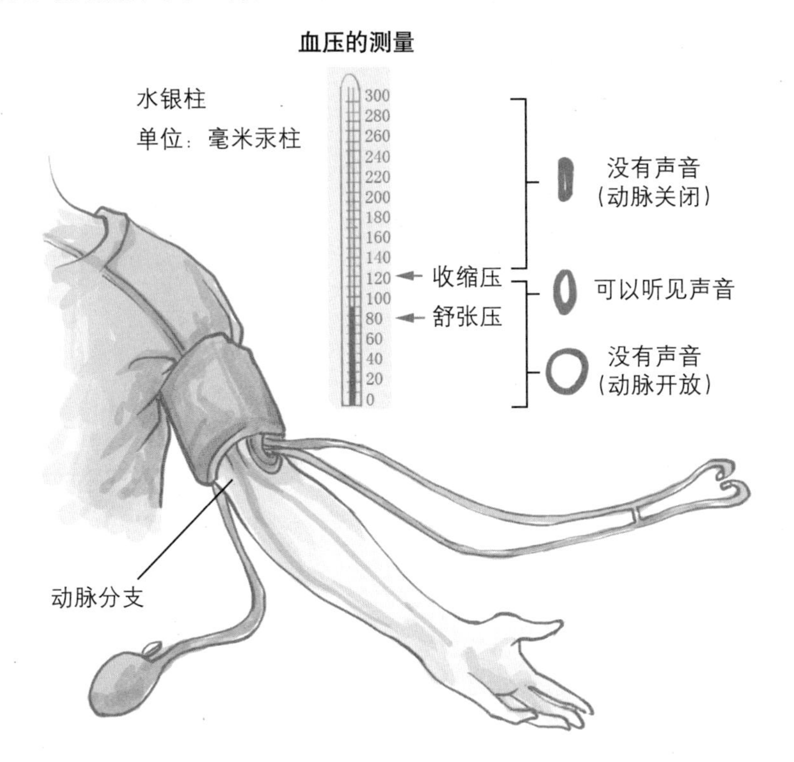

瞳孔扩大；副交感神经受刺激产生心动过缓、支气管收缩、胃肠蠕动增强、泪液和唾液分泌增加、排尿增加、瞳孔缩小。有人可因自主神经协调功能障碍，出现若干临床症状。如果遇到类似情况，可简单进行自主神经检查——血压和脉搏的卧立位试验。

让被测试者安静平卧数分钟后，测量血压和1min脉搏。然后，嘱被测试者直立，2min后复测血压和脉搏。正常人血压下降范围为10mmHg，脉搏最多增加10～12次/min。如果站立后收缩压降低≥20mmHg，舒张压降低≥10mmHg，脉搏次数增加或减少超过10～12次/min，则提示自主神经兴奋性增高。